Charles Kunow

Sein in Liebe

Unverschämt, achtsam, zärtlich, kompromisslos
in Liebe verbunden Sein

Inhalt

Einleitung

„Liebe ist das Kind der Freiheit,
niemals das der Beherrschung.“

Erich Fromm

Einleitung

„Liebe ist das Kind der Freiheit, niemals das der Beherrschung."

Erich Fromm

In den letzten 60 Jahren begannen verschiedene Experimente im Bereich Beziehung und Eros. In der Hippiekultur und danach in der spirituellen Bewegung wurden große Spielräume geschaffen. Zwar gab es schon immer ganzheitlich gelebte Beziehungen, doch das war und ist eine sehr kleine Minderheit. Zum Ende des 2. Jahrtausend wurde diese Minderheit jedoch vorübergehend größer - zumindest in unseren westlichen Kulturen. Es waren immerhin mehr als 10 % der Bevölkerung. Der Eros kam aus der Dunkelheit ins Licht.

Dann stagnierte diese Bewegung. Warum? Die Verlustangst rückte wieder in den Mittelpunkt. Mann und Frau versuchten das Neue unter Vermeidung der Verlustängste und der Eifersucht zu realisieren. Das geschah mehr unbewusst

– man wollte den Schmerz des Anderen minimieren. Auch wollte man für den Schmerz des Anderen nicht verantwortlich sein. Man war immer noch in das Prinzip „Schuld und Unschuld" eingewoben. Dieser Eiertanz wird heute noch getanzt: „Mir geht es schlecht – du musst dich anders verhalten, dann geht es mir besser. Erst wenn du dich anders verhältst, dann geht es mir gut!" Das kann nicht gelingen. Das Ergebnis ist, dass der Sex wieder in das Verborgene sinkt. Mann und/oder Frau müssen sich wieder verstecken, verbiegen. Wachsende Prostitution (auch Prostitution in der Ehe), Internet-Sex, Sextelefonnummern im Fernsehen, Kindesmissbrauch, auch durch Priester, Vergewaltigungen, Massenvergewaltigungen als Waffe im Krieg – all das sind sehr deutliche Zeichen für unterdrückten, im Verborgenen gelebten Sex in der breiten Bevölkerung. Hierbei ist noch gar nicht erwähnt, dass die Unterdrückung und Entrechtung der Frau in weiten Teilen der Welt (noch) normal ist.

Diese Art, eine so wesentliche Energie wie den Eros im Menschsein zu leben ist unwürdig. Wir haben viele neue technische Errungenschaften, doch das Bewusstsein scheint eher zu schrumpfen als zu expandieren. Was ist wesentlich für mein Leben und für die Welt: Neue technische Errungenschaften und Luxus oder Bewusstsein und Erwachen? Jeder ist aufgerufen, aufzustehen und zu sagen: Ich lebe frei und würdig. Ich trage dazu bei, dass auch andere frei und würdig leben. Ich stehe auf für meine Lebensfreude und Lebenskraft. Ich gehe den Weg des Erforschens, um mich und mein Leben mit allen Aspekten immer mehr zu verstehen, anzunehmen und frei, offen, ehrlich, kraftvoll zu leben. Ich sage „JA" zu allem, was in mir ist, zu allem, was sich in mir zeigt. Da ist nichts, was ich zu verbergen habe. Alles in mir und um mich ist göttlich und gottgewollt. Da gibt es nichts, was ich verbiegen und richten muss. Ich bin bereit für meine Entdeckungsreise. Ich stehe auf, für das Sein in Liebe.

Im Universum ist es natürlich, in Liebe zu sein. Der Mensch geht durch die Trennung und darf nach der schmerzhaften Erfahrung des Getrenntseins in die Einheit zurückkehren. Jede sich entfaltende Kultur lehrt und übt das Sein in Liebe und jede Kultur im Niedergang hat vergessen, es zu üben.

Erich Fromm schreibt:
„Wenn es wahr ist, dass die Liebe die einzig befriedigende Antwort auf das Problem der menschlichen Existenz ist, dann muss jede Gesellschaft, die die Entwicklung der Liebe ausschließt, letzten Endes an ihrem Widerspruch zu den grundlegenden Notwendigkeiten der menschlichen Natur zugrunde gehen." – (Erich Fromm „Die Kunst des Liebens")

Wenn das stimmt, und ich meine ja, dann brauchen wir uns um diese gegenwärtige Kultur nicht zu sorgen. Sie geht von alleine unter. Unsere Ausrichtung ist, die neue Liebeskultur zu sein, sie zu leben, sie zu kräftigen.

Jede Beziehung, in der die Liebe nicht geübt wird, muss laut Erich Fromm scheitern. Somit wird bei jeder Beziehung, in der ein Scheitern droht, das Sein in Liebe vermieden oder sabotiert. Das geschieht unbewußt. Wenn es ins Bewusstsein kommt, wenn wir dem gewahr werden, dann können wir langsam darin werden, wir können beobachten, wir sind gewahr und daraus entsteht ein neues Handeln, ein neues Sein. Aus Gewahrsein wächst das Sein in Liebe.

Wenn wir nicht in Liebe sind, es uns aber wünschen, dann gilt es zu untersuchen, wie wir bis jetzt dem Leben begegnet sind. Wie haben wir es geschafft, eine solche „Nichtliebe“ zu kreieren? Welche Methoden haben wir benutzt, um uns von der Liebe zu trennen? Wichtiger noch: Welche Schlüssel haben wir, um uns in der Liebe (wieder) zu vereinen?

In echter, liebender Verbindung geschieht Heilung. Es ist ein spannender, lehrreicher, berührender, beglückender Tanz im Beziehungsnetz, immer wieder auch in der Rolle des Anfängers. Wir wollen das in-Beziehung-Sein immer wieder neu erforschen, immer wieder die Erwartungen entdecken, die Sehnsüchte, die Ängste und die Übertragungen. Wir wollen immer tiefer, immer voller, immer mehr Fülle durch das Gewahr werden empfinden und all dessen was da verborgen ist lösen.

Liebe ist keine Mangelware, auch wenn viele das meinen und auch so erleben mögen. Liebe ist in Überfluss. Bitte bedient euch! Durch das Weitergeben und Teilen wächst die gelebte, erlebte Fülle, wächst die gelebte Liebe, die Liebe in der Welt, das in Liebe-Sein.

Ist Eros, die Sexualität, Teil der gelebten Liebe? Manchmal schon. Oft ist Sex aber auch das Gegenteil. Oft ist es ist ein Abreagieren, Gebrauchen und damit auch Missbrauchen. Es ist der verzweifelte, unbeholfene Versuch, in Verbindung zu sein, aus der Trennung heraus zu kommen und dann bewirkt es oft das Gegenteil: Schmerz, Verzweiflung und Hoffnungslosigkeit.

Wir haben es nicht besser gelernt. Zu untersuchen und zu lernen, wie erfüllter Eros, erfüllter Sex gelingt, scheint in unserer Kultur immer noch ein Tabuthema zu sein.

Ich möchte hier zeigen, wie Mann und Frau wirklich „Liebe machen", stundenlang, zeitlos in der Langsamkeit ineinander verweilen, sich dabei gegenseitig heilen können und wie dabei Heilung geschieht. Aufzeigen wie in jeder Begegnung Un-heil oder Heil, Heilung geschieht und einladen zu dieser lebenslangen Erforschungsreise.

Sein in Liebe ist eine große Sehnsucht im Menschsein – womöglich auch das Ziel. Bei unseren Schritten im Alltag ernten wir dabei oft Schmerz und Leid, geben dem anderen die Schuld dafür.

Ich möchte durch meine Worte einladen, zu untersuchen, neues Verstehen zu bewirken und bei jedem den Mut zum Vorwärtsschreiten, zum Neu-Entdecken, zum Neu-Leben hervorlocken. Oft ist dieser Mut, dieser Entdeckergeist von alten, noch nicht verdauten, verarbeiteten Enttäuschungen und schmerzhaften Erfahrungen überlagert. Doch auch wenn jemand sein Leid noch nicht durchlitten hat, sind in ihm Inspirationen und Bilder verborgen, wie Liebe und Glück sein können.

Ich schreite auf meiner Erforschungsreise weiter – wie auch du, jeden Tag. Es gibt Erkanntes, doch ich beanspruche nicht, die Wahrheit zu schreiben. Es ist vielleicht ein anderer, neuer Blickwinkel. Wahrhaftig geteilte Liebe kann konfrontieren und erschüttern. Für viele ist diese Erschütterung nicht sofort als Liebe erkennbar. Vermeiden und nett sein wird oft als Liebe empfunden, ist es jedoch nach meinem Verständnis nicht.

Ich lade dazu ein, dass wir das Sein in Liebe gemeinsam erkunden, immer besser verstehen und auch praktizieren. So bringen wir Liebe in die Welt – als Gewinn für uns, für die Menschen um uns und für die Welt.

Teil I

In Liebe Sein

Teil I
In Liebe Sein

Selbstliebe
(Ein kleines Manifest)

Ja, ich liebe mich.

Ja, ich weiß, ich kann nur lieben in dem Maße, wie ich mich liebe. Wenn ich mich nicht liebe, werde ich in jede Beziehung Nicht-Liebe säen und mich über die Ernte wundern und beschweren.

Ja, ich darf auf dem Rücken liegen und mich berühren, darf mein Herz berühren und mein Herz spüren, darf meinen Herzschlag spüren, von den Zehen bis zur Nasenspitze und bis zum Scheitelchakra. Ich darf mich spüren und berühren ohne Grenzen. Ich darf zärtlich zu mir sein, ich darf mich auch sexuell berühren, darf von meinem mich Berühren erfüllt sein.

Ich darf meine Fülle mit mir erleben. Das ist der Schlüssel zur Fülle mit anderen. Ja, es ist ganz einfach, dieser Weg führt zu Fülle.

Ja, es gibt diesen Raum. Da genüge ich mir selbst. Da braucht es niemand anderen. Wenn ich in diesem Raum der Selbst-Genügsamkeit bin, dann kann ich auch dem anderen leicht und spielerisch begegnen, den anderen beglücken und Glück ernten. Komme ich aus dem Mangel, dann will ich vom anderen haben. Ich muss haben! Das führt zu mehr Mangel.

Alle Wege, die die Fülle mit mir selbst aussparen wollen, führen in die Irre, halten mich abhängig vom Außen und machen mich damit zu einem „Konsumtrottel". Egal ob ich dann die „richtigen" Klamotten konsumiere, den „richtigen" Alkohol trinke, das „richtige" Auto fahre oder den „richtigen" Sex konsumiere, es führt nicht zur Fülle und dann – ja dann muss ich mich nicht wundern, dass auch ich missbraucht werde und mit mir meine Kinder. Denn ich bin nicht im Kreislauf der Fülle, sondern im Kreislauf des Missbrauchens. Ich missbrauche die Klamotten, das Auto, den Alkohol und den Sex, um etwas zu bekommen, dass ich auf diesem Weg nie bekommen werde.

Willkommen auf der Entdeckungsreise zu mir, zu meiner Liebe zu mir, zu der Liebe zum Leben, zum Lieben und Erkennen des Göttlichen in allem!

Lingam und Yoni

Ich benutze für das Geschlechtsteil des Mannes, seinen Penis, gerne den Begriff „Lingam“ und für die Vagina der Frau „Yoni.“ Diese beiden Begriffe kommen aus dem Sanskrit. In der indischen spirituellen Tradition repräsentieren Lingam und Yoni göttliche Aspekte der Vereinigung. Sie werden in einer Weise gewürdigt und verehrt, wie ich mir das für unsere Kultur auch wünsche.

Die Yoni ist der Tempel der Frau. Nur ein Mann, der vor diesem Tempel niederkniet, ihn würdigt, ihn verehrt, der die Frau verehrt, das Weibliche würdigt und ehrt, nur der ist würdig, den Tempel zu berühren, zu besuchen, zu betreten, in ihm zu verweilen und sich in ihm zu vereinen. Und nur dann kann es eine erfüllende Begegnung sein. Dies öffnet die andere Dimension nach der wir uns sehnen und die uns gleichzeitig Angst macht.

Für die Frau (und für Männer zur Information)

Würdigst und verehrst du den Lingam? Erfasst, erspürst und erlebst du das, was sich dahinter verbirgt, wo diese Energiefäden hinführen? Berührst du den Mann durch den Lingam in seinem Herzen, in seiner Seele? Oder erfüllst du „deine Pflicht“, indem du den Mann an seinem Schaft und an seiner Eichel stimulierst? Förderst du die Geilheit und bist dann enttäuscht, weil dir etwas Wesentliches in der Begegnung fehlt? Weißt du, wie die Frau den Mann im Herzen berührt, wie sie die Kraft des Lingams mit dem Herzen und dem ganzen Körper verbindet? Weißt du, ihn an der

Wurzel (zwischen Hoden und Anus) zu berühren, zu massieren, zu umfassen, um so die Wurzelkraft zu erwecken? Weißt du, diese Kraft mit dem Herz zu verbinden, mit ihm zusammen zu spielen und zu tanzen? Kannst du hören, wenn er sagt „langsam" und/oder „stopp"? Und verweilt ihr dann fünf Minuten oder auch (viel) länger in der genussvollen Stille, in der Langsamkeit, du mit dem Geliebten? Berühren sich diese beiden Wesen im Herzen und in der Seele? Dürfen diese beiden Körper, Wesen, in Verbindung mit dem Göttlichen zusammen schwingen, verschmelzen, den Tanz in Fülle tanzen und vereint sein, Stunden und, ja Tage? Dürfen sich die beiden dann körperlich lösen und jeder für sich in die Welt gehen und in dieser Fülle, in diesem Strahlen all ihren „Beschäftigungen" nachgehen?

Weich ineinander sein

Viele Männer sind überzeugt: Das Schlimmste, was im Liebesspiel geschehen kann ist, dass der Lingam erschlafft. Nun, das ist nicht wahr. Aber wir können Schlimmes daraus machen. Der Lingam ist ein sehr sensibles Instrument, wenn er nicht von Geilheit überlagert ist. Ob es richtig ist, die Frau zu besuchen, spürt er und wohl auch sie erst, wenn er sanft vor der Pforte ruht. Wenn die Frau im „Ja" handelt aber ihr System „Nein" meint, dann entsteht Schmerz und Drama. Erst wenn bei ihm und bei ihr Geist, Verstand, Herz, Bauch und Lingam oder Yoni „JA" sagen, dann ist es fein. Wenn irgendwo ein „Nein" ist, dann ist da ein „Nein". Dann soll man innehalten, sich dem anderen nur langsam nähern, hineinspüren. Das „Nein" kann aus der Vergangenheit, aus dem gegenwärtigen Moment und aus der Zukunft kommen. Beide sollten innehalten und lauschen. Wenn er sie dann bedrängt, dann bitte ein extra „Stopp!“ deutlich äußern. Denn wenn sie sich um des „lieben Friedens willen“ hingibt, wird Schmerz und Drama gefördert.

Es gibt noch ein anderes weich-ineinander-Sein. Wenn wir aus dem Leistungssex ausgestiegen sind und beginnen, uns zu genießen, wenn Ejakulation und Orgasmus kein Ziel mehr sind, wenn es Sein in Liebe ist. Wir spielen sanft miteinander, erforschen, dann kann alles sein. Es gibt nichts mehr zu beweisen, nichts zu erreichen, wir sind. Da gleitet der Lingam ganz sanft in die Yoni hinein und ruht. Wir spüren uns. Da mag erst Langeweile auftauchen. Denn womöglich fehlt auch noch ein Spüren. Denn durch all die Jahre starker körperlicher Reize, durch – heftiges Raus und Rein etc. - braucht das sanfte Fühlen zunächst Zeit und Geduld, um wieder empfunden werden zu können. Dieses sanfte Berührtsein, diese tiefe Verbindung, die dann entsteht, verunsichert uns, es ist zunächst Neuland.

Mal wird der Lingam stark und groß sein, mal weich und sanft. Das ist beides fein und fühlt sich beides fein an. Wir spielen im Raum von Ehrlichkeit und Offenheit, erforschen, was in jedem Moment geschieht, sind ganz im Spüren. Keine Erwartungen sind zu erfüllen – nur Sein in Liebe.

Heiliger Sex und hilfreiche Gebote

Auch wilder Sex kann heiliger Sex sein. Bitte schaffe keine falschen Bilder von dem, was heiliger Sex ist. Die innere Haltung macht den Unterschied. Heiliger Sex ist nicht auf Bedürfnisbefriedigung reduziert. Er berührt, beglückt. Es ist ein miteinander, füreinander da sein, öffnet den Kanal zu hohem Genuss, zu Lebensfreude, zu Gesund-Sein und zu Lebenskraft.

Zusammen singen und heiliger Sex sind zwei sehr direkte Kanäle zu „Gott“. Dazu dürfen wir dann wohl unser Gottesbild von den kirchlichen Bildern befreien. Ich sagte einmal in der Wüste: „Nach neuesten wissenschaftlichen Erkenntnissen ist Gott eine wunderschöne, junge Schwarze“. Daraufhin meinte mein muslimischer Freund Ahmed empört: „Über Allah machen wir keine Witze.“ Meine Antwort: „Ist es, Gott als alten Tattergreis mit weißem Bart zu sehen, ein besserer Witz?“ Er konnte nur zustimmen.

Nun, was Gott ist, entzieht sich unserer Vorstellungskraft. Dennoch versuchen wir uns immer wieder ein Bild zu machen. Daran flippte schon Moses aus. Als er nach intensivem Meditieren vom Berg kam und die 10 Gebote mitbrachte, da hatte das Volk sich bereits wieder, trotz eindringlicher Warnung, sein Symbol geschaffen und tanzte um den Götzen „das Goldene Kalb“. Das tun wir wohl bis heute. Der Gott, unser Götze, ist Geld. Welche Verschwendung von Lebenszeit und Freude! Moses zertrümmerte in seinem Zorn die Platten mit den 10 Geboten, ging erneut auf den Berg und kam mit den 10 Verboten wieder. Die Menschen brauchten noch Verbote und waren noch nicht reif für Gebote.

Gebote für ein erfülltes Leben, eine erfüllte Welt

Achte das Leben.

Liebe es, begierig zu erkennen und gewahr zu sein.

Liebe das Leben, alles und jeden.

Liebe dich selbst so wie du bist,
das ist ein Schlüssel zur All-Liebe.

Teile Liebe, Fülle, Achtung, Würdigung mit der Welt.

Trage zum Wohlergehen aller bei.

Sei glücklich und zelebriere dein Leben in der Freude.

Mache dir kein Bild von Gott. Lasse ihn Sein. Wisse, es ist.

Ehre und würdige deinen Vater, deine Mutter
und gehe deinen Weg.

Achte den andern und sein Gut,
auf dass auch du und deines respektiert ist.

Sei verbunden mit der Wahrheit und spreche sie aus, auf
dass dein Leben sich öffnet und entfaltet.

Nutze und entwickle die Talente, die dir geschenkt sind zum
Wohle aller, auch zu deinem eigenen Wohl.

Gönne dir die Unterstützung und Ergänzung durch die Talente anderer, zu deinem Wohle und dem Wohle aller.

Erinnere dich, du bist in dieser Welt, jedoch nicht von ihr und nicht auf sie beschränkt. Nutze diesen dir geschenkten Lehrraum so gut du kannst.

Trage täglich zu einer guten Welt bei, lebe ein göttliches Leben und lasse die Welt das Paradies sein, das sie ist.

Die heilende Kraft des Eros

Zunächst möchte ich Eros und Sexualität unterscheiden. Gelebte Sexualität ist nicht dasselbe wie gelebter Eros. Aus Scheu vor Berührung springen wir in triebhafte Sexualität und versäumen das Berührtwerden, das Berührtsein. Gleichzeitig empfinden wir eine Sehnsucht und eine Scheu, eine Unsicherheit.

Zärtlichkeit, Nähe, Intimität, das Halten einer Hand, das Berühren eines Rückens, das miteinander Eintauchen in den Raum des Seins - all das ist Eros. Uns beglückt fühlen und nicht erklären können warum – denn an sich ist nichts geschehen, das ist Eros. „Dasein“ geschieht im Moment des Seins. Wenn wir einfach in Stille nebeneinander sitzen und lauschen, ist das bereits sehr intim, wenn wir präsent sind und uns in den Moment des Seins hineingeben. Diese Art von zusammen sein und sich wirklich begegnen ist in unserer Kultur weitgehend verloren gegangen.

Für Sein in Frieden und Liebe braucht es das Wieder-Entdecken von Nähe, Verbindung, Zärtlichkeit. Wo beginnt Eros, wo Sexualität? Wann ist es heilend, wann schmerzhaft? Alles was Nähe und Verbindung hat, ist auch Eros. Eros ist Raum aus Liebe, dieses Verweilen im Berührt-Sein. Da öffnet sich etwas, in uns, zwischen uns. Es kommt eine weitere Dimension dazu. Die Liebe sagt: „Wo zwei oder mehr in meinem Namen zusammen sind, da bin ich mitten unter ihnen." Oft halten wir das Berührt sein und was sich da öffnet nicht aus, da kommt unsere Scheu, unser Nichtwissen. Der Verstand sagt: „Das ist langweilig, sei aktiv!" Was er wirklich meint ist: „Das macht mir Angst, gleich verliere ich die Kontrolle. Bitte mache das Gewohnte, das Bekannte. Das gibt mir Sicherheit, auch wenn man sich dabei nicht wirklich wohl fühlt!"

Wie ist es, sich im Langsam-Sein, im Moment-Sein, im Berührt-Sein zu entspannen? Es gibt nichts zu tun, nichts zu erreichen. Alles ist da. Oft halten wir diese Scheu, dieses Offen-Sein nicht aus, trauen uns nicht, uns wirklich zu zeigen. Aus dieser Unsicherheit fliehen wir regelrecht (der Regel gerecht) in zielorientierten Sex. Daraus wird nicht Fülle und Liebe, sondern Schmerz, Leid und Krieg geboren.

Die Sexualität ist wohl die stärkste Wirkkraft im Menschsein. Was Menschen alles dafür tun und geben, Sex zu haben! Es entsteht wohl mehr Schmerz als Glück dabei … bisher. Wie wäre es, das zu wandeln und glückliche, liebende Wesen zu sein, die freud- und genussvollen, heilenden Sex, heilendes Miteinander leben, ihn miteinander teilen?

Es ist einfacher als wir denken. Wenn wir bereit sind, das, was wir bisher für richtig und normal hielten, was wir bisher lebten, zu hinterfragen, zu untersuchen und Neues zu erforschen.

Was zieht uns zu einander?

Es gibt hohe und niedere Beweggründe. Es gibt die tiefe Sehnsucht nach dem Zuhause sein, nach Ankommen, nach in Liebe sein, die Sehnsucht nach der Einheit, die wir sind. Dann gibt es ein tiefes Missverständnis. Was ist, wenn „ich liebe dich" eine der meistgebrauchten Lügen wäre? Zum einen sagen damit viele „ich brauche dich" und sind in ständiger Angst, der andere könnte sie verlassen, was er dann wohl auch muss, denn sonst müsste er immer gegen diese Angst angehen und keine Entspannung wäre in Sicht.

Der Satz „ich liebe dich" - ist er gesund und richtig? Versteckt sich hinter dem Satz nicht ein Ego, das meint, vom Anderen etwas brauchen zu dürfen? Und wenn dem so ist - wohin führt es? Zu Liebe oder zu Drama? Wenn eine Mutter den Kopf ihres fünfjährigen Kindes zu sich dreht, ihm einen Kuss aufzwingt und dann antwortheischend fragt: „Gell, du liebst deine Mutti?", dann lacht mein Herz nicht. Es ist ein Übergriff, denn die Mutter will von ihrem Kind etwas, das sie selbst zu geben hätte. Die als Beispiel zitierte Mutter können wir hier auch durch Vater, Tante oder Onkel ersetzen. Generell gilt, wenn wir für uns keine Wertschätzung, keine Anerkennung, keine Liebe haben, dann wollen wir sie von dem Anderen erhalten und machen uns somit zu Bettlern. Das kann nicht zu Fülle führen. Menschen sind meist getrieben, ziehen los, wollen viel Geld verdienen und versuchen so, Wertschätzung, Anerkennung und Liebe zu erhalten. Das kann nicht gelingen. Es gibt viele Misserfolgs-Modelle, was Fülle und Liebe betrifft. In Liebe Sein – das kann ich gut spüren. Doch bei „ich liebe dich!“ - was meinen wir da wirklich?

Mir scheint, es gibt nur ein Erfolgsmodell zum Sein in Liebe, und das in verschiedenen Varianten.

1) Selbsterkenntnis, sich selbst erkennen, sich selbst als das Wunder, das ich bin, erkennen, anerkennen, wertschätzen

2) Mich selbst mögen und lieben. So wie ich jetzt bin.

3) Als das göttliche Wesen, das ich bin, ein göttliches Leben leben und Liebe teilen, mich als liebendes Wesen schenken.

Wie kann es anders sein, als dass wir dann auch Liebe ernten, und damit auch immer mehr Liebe zum Teilen da ist? Das ist dann Fülle. Ganz schön einfach, oder? Einerseits ja und andererseits eine lebenslängliche Übung.

Casanova und das Geschenk

Casanova wird heute oft missverstanden als ein Mann, der viel rumvögelte und Frauen ge- oder gar missbrauchte. Doch sein Geheimnis war, sich zu schenken und den Frauen zu dienen, dem tiefen Wunsch zu folgen, Glück zu teilen. Und es war klar, eine Frau kann ihn nicht besitzen. So wurde er von Frau zu Frau als Geheimtipp weiter empfohlen. Und ja, es gab wohl auch einen unerlösten Teil in ihm. Seine Selbstwertschätzung hatte einen Bruch und der wurde, soviel ich weiß, nie wirklich geheilt. Sein Leben endete einsam und in Schmerz. Durch Aktivität im Außen, versuchte er den Schmerz zu vergessen. Es gab den getriebenen Teil, den auf der Flucht.

Doch Vergessen funktioniert nicht, nur Gewahrsein führt zu Heilung, führt zur Wandlung. Der Schlüssel zur Heilung ist, das Seinlassen. Ein tiefes „Ja" zu dem, was ist, annehmen und wertschätzen, nichts verändern müssen. Daraus wächst das Erkennen, das Gewahr werden, das Gewahrsein. Darin geschieht Heilung.

Um sich selbst zu schenken, braucht man „Selbstbewusstsein" – das Bewusstsein über mich selbst – die Stärken, die Schwächen, die Beschränkungen, die Talente, die menschliche Existenz erkennen, die ich bin. Daraus erkennen, welches Geschenk ich bin. Das zu würdigen, anzunehmen und dann zu teilen, das bedeutet auch, meine (scheinbaren) Beschränkungen zu erkennen, zu würdigen und zu lieben.

Ich durfte eine lange Zeit leben, mit Höhen und Tiefen leben, bis ich wirklich bereit war, zu sehen und anzunehmen:

Ich bin ein Geschenk.

Nicht jeder muss es erkennen.

Nicht jeder muss es mögen.

Nicht jeder muss es auspacken.

Nicht jeder muss es annehmen.

Nicht jeder muss es lieben.

Nicht jedem nutzt es etwas.

All das ändert nichts an der Qualität, an der Einzigartigkeit des Geschenkes, das ich bin. Was andere über uns meinen hat wenig Bedeutung. Auf unser Herz lauschen und das tun, was sich stimmig anfühlt - das gibt unserem Leben Bedeutung.

„Hast du bereits eine Ahnung, was für ein Geschenk du bist?“ „Nein, noch nicht?“ – „Hm. Ist es Zeit, das zu entdecken?“

Das Geschenk, das wir sind, zu leben, das ist der Schlüssel zu Glück und einem „sorgenfreien Leben“. Das bedeutet auch: erkennen, annehmen, dass wir vollkommen sind. Alles ist bestens, alle Voraussetzungen sind da. Oder meinst du wirklich, dass in diesem Universum voller Wunder, in dem alles vollkommen ist, du der einzige Fehler bist, der geschehen ist? Das wäre ja ganz schön anmaßend, oder?

Wie wäre es, das auszuprobieren: Ich entfalte mich hier auf Erden als Geschenk! Wir merken es, wenn wir auf der richtigen Fährte sind. Da empfinden wir Freude und Kraft. Die Müdigkeit verfliegt und macht Wachheit und Präsenz Platz. Jede unserer Poren öffnet sich und die Lebenskraft fließt. Das hat jeder schon erlebt.

Und dann? Meist bremsen wir und kehren um, denn wir sind noch nicht bereit für unsere wirkliche Kraft, Freude und Liebe. Wir haben Angst vor unserer Macht und suchen uns wieder ein sicheres Versteck, wo wir über die undankbare, harte, kalte Welt lamentieren können. Oder? Weist nicht jedes Beklagen, jedes Jammern darauf hin, dass wir uns nicht trauen, unseren Platz zu nehmen und unser Geschenk, unser Sein zu teilen?

Das ist das Geschenk, das Casanova für uns hat: sehen, er hat sich geteilt, dem anderen geschenkt. Das Glück des anderen hat er über seines gestellt und damit viel geerntet. Und er lehrt auch: Wenn die Selbstliebe nicht mitwächst, wartet Schmerz.

Das Sein in Liebe - ja, ein Stück Mut braucht es schon dazu. Diese Energie auszuhalten, das mag erst gelernt sein. Es ist immer wieder Neuland, wenn wir den Impulsen folgen. Wir verlassen immer wieder die sogenannte Komfortzone. Wir werden Fehler machen und daraus lernen. Wir gehören dann zu den „Unverbesserlichen“.

Die Wissenden und die Unverbesserlichen

Die Wissenden
sind die, die auf keine Wunder mehr warten.

Ihr Rennen ist gelaufen.

Das, was das Leben wirklich lebenswert macht, gilt für sie nicht mehr.

Sie erfüllen ihre Pflicht.

Sie amüsieren sich.

Für die Unverbesserlichen haben sie nur ein spöttisches Grinsen übrig.

Sie tun alles, was andere auch tun.

Aber es geschieht ohne Herz.

Sie können sich nicht mehr begeistern.

Sie sind wie Roboter,
die eine aufgezogene Feder in Bewegung hält, bis zu dem Tag, an dem die Feder abgelaufen ist.

Die Unverbesserlichen,
sie glauben immer wieder an das Wunder.

Aber sie glauben nicht nur daran,
sie tun auch etwas dafür.

Sie schaffen die Voraussetzungen dafür, dass das, was
heute unmögliche ist, morgen möglich wird.

„Dem Erfolg“, sagen sie, „darf man nicht nachlaufen, man
muss ihm entgegengehen“.

(Henry Miller)

Dahinter verbirgt sich eine Lebenshaltung. Oft wollen wir uns für das Neue in unserem Leben einsetzen. Und von wem wollen wir hören: „Ja, das ist großartig, tu es!“? Na, von den Wissenden. Und was tun die? Sie raten uns ab und das müssen sie. Denn, wenn wir es tun, dem Ruf folgen und es gelingt, dann ist ihr Weltbild, ihr (Pseudo-) Wissen in Frage gestellt und ihr negatives Lebenskonzept bedroht.

Sind wir bereit, den Schritt zu wagen für das Sein in Liebe, für die Heilung, das Heil-Sein? Sind wir bereit aus der Norm zu fallen? Sind wir bereit von manchen, die bisher mit uns waren, abgelehnt zu werden? Sind wir bereit, der Angst, ausgeschlossen zu werden, zu begegnen? Haben wir den Mut, zu uns zu stehen, dem Ruf zu folgen und unser ganz besonderes, außergewöhnliches Leben zu unserem Wohl und zum Wohl aller zu leben?

Die Schule des „Liebemachens"

Mann und Frau sind meist überzeugt, dass das Ziel der sexuellen Vereinigung die Ejakulation des Mannes und der Orgasmus der Frau ist. Und sie kämpfen dafür. Hierbei wird beim Mann Ejakulation und Orgasmus gleichgesetzt. Wenn Mann noch nichts anders erlebt hat, dann glaubt er das auch. Frau ebenso. Doch vielleicht gibt es da noch eine ganz andere Welt zu entdecken? Wie wäre es damit, zu entspannen, den Kampf und die Angst zu versagen aufzugeben, den Leistungsdruck herauszunehmen, uns neu in die Augen zu sehen und zu sagen: „Lass uns neu erforschen, was da wirklich auf uns wartet!"

Warum ejakulieren Männer oft so schnell? Warum sind Frauen dann enttäuscht und fühlen sich entwürdigt und benutzt? Und was geschieht beim Mann dann?

Was hier geschieht, ist ein Gebrauchen.

Was meint ihr, was in Frankfurt hinter dem Bankenviertel los ist? Tausende Männer strömen nach Dienstschluss aus der Bankenwelt in die Hochhäuser mit all den vielen Wohnungen, wo „die Damen" warten, damit die Männer sich nach dem Tagesstress, nach einem Tag voller Selbstverleugnung unter Hochspannung entleeren können. Dann gehen sie nach Hause zu ihren Familien, auf dem Weg trinkt man noch etwas Alkohol. Ja, das ist Teil unserer Welt. Nicht nur in Frankfurt. Was drückt es aus? Das ist mangelnde Liebeskultur. Das ist, sich selbst verachten, auch die eigenen Wünsche und Bedürfnisse verachten, die Kraft der Sexualität missachten.

Und wo lernen wir die Liebeskultur?
Nun, wir entscheiden, dass wir sie lernen wollen. Die Jugendzeitschrift Bravo ist wohl immer noch mit das beste Aufklärungsorgan. Das spricht nicht gegen Bravo, sondern macht deutlich, wie wenig da gelehrt wird. Wie wenig Bedeutung wir der Entwicklung unserer Liebesfähigkeit beimessen. Wir lernen in der Schule, wann welcher Krieg war, quälen uns in Mathematik mit vielem, was wir nie brauchen werden. Aber die wesentlichen Dinge, die uns lebensfähig machen, die lernen wir nicht. Die Liebesfähigkeit ist eine davon. Lebensnotwendige Fähigkeiten sind (eine unvollendete Liste, offen für deine Ergänzungen):

So entsteht echter Erfolg

So entsteht Gesundheit

So entsteht Freude

So geschieht Glück

So entsteht Frieden

So gelingen erfüllte Beziehungen

Das ist Liebe, und so lebe ich in ihr

So lebe und teile ich erfüllenden Eros

So trage ich zu einer glücklichen Welt in Fülle bei

So wandeln sich Konflikte in Frieden und Liebe

....

....

....

Wir lernen dies weder im Kindergarten noch in der Schule oder Universität. Das Ergebnis sehen wir überall: Kampf, Übergriff, Schmerz, Enttäuschung, Hoffnungslosigkeit, Kriege im Kleinen und im Großen. Und dies vermitteln wir dann wieder unseren Kindern.

Wir erziehen und lehren vor allem durch das, was wir vorleben. Können da „rosige Zeiten" auf uns warten, wenn wir sehen, was wir der neuen Generation vorleben? Womöglich doch – denn wenn es am dunkelsten ist, ist der lichte neue Tag schon nahe. Die neue Generation beginnt aufzustehen und das System zu durchbrechen. Das ist gut so.

Wollen wir neu beginnen? Untersuchen, erkennen, verstehen, neu üben, lernen, leben, lieben und lehren? Willkommen auf der Entdeckungsreise zu uns selbst - und zu Freude, Glück und Liebe.

Was geschieht da zwischen Mann und Frau?

Der Mann, in seiner Einsamkeit, sehnt sich nach der Frau. Er empfindet sexuellen Druck. Er weiß nicht, wohin mit dieser Energie. Da zeigt sich die Frau. Er geht in seine Fantasie und er stellt sich vor, mit ihr Sex zu haben. Gleichzeitig versucht er, sie zu verführen. Sie ziert sich, spielt mit ihm und sich. Er weiß nicht, ob er zum Ziel kommt. In seiner Fantasie haben sich bereits seine Wunschträume erfüllt. Wenn er dann doch zum Ziel kommt und in sie eindringen darf, ist er durch seine Fantasie schon so aufgeladen, dass er sich nur nach drei, vier Beckenbewegungen von ihm oder ihr in ihr ergießt. Ein kurzer Moment der Freude, der Entspannung, dann fühlt er sich schuldig.

In diesem Moment ist er sehr offen und verletzlich.

Weiß sie das?

Sie sagt enttäuscht: „War das alles?".

Das trifft tief. Er ist unfähig, ehrlich darauf zu antworten. Er verschließt sich, schützt sich. Jetzt ist es das einfachste, sicherste und auch schmerzhafteste, sich umzudrehen und in den Schlaf zu flüchten. Das übt man in einer „Beziehung" ein paarmal, dann klappt das „problemlos".

Welcher Mann kann in dem entscheidenden Moment seinem „Aua" Ausdruck geben? Einer unter tausend? Welche Frau kann in ihrer Enttäuschung, im Schmerz sein und dazu noch den des Mannes spüren? Welche Paare können da in Achtung und Würdigung zu sich selbst und zum Anderen sein?

Der erste Schritt aus dieser festgefahrenen Situation heraus kann sein, ihr in die Augen zu sehen und zu sagen: „Sorry, aber ich habe mich so aufladen lassen! Du bist so ein lockendes, wunderbares Wesen. Und wenn du magst, war das nur das etwas stümperhafte Vorspiel. Bist du bereit, weiter mit mir zu gehen - jetzt?"

Weiß die Frau, wie sie ihren Mann da anders „haben" kann? Und weiß der Mann, wie man damit anders sein kann, wenn er sich entladen hat? Sorry, auch wenn es sich so anfühlt, die Welt geht nicht unter, weder für ihn und noch für sie.

Der Mann ist sehr offen in diesem Moment nach der Ejakulation. Weiß „Frau" das? Kann er es mitteilen? Kann die Frau ihn in dem Moment halten und seine Energie aufnehmen, sie sich einverleiben, sie miteinander spüren lassen? Kann sie ihn halten, egal was da jetzt bei ihr ist? Wenn ja, ist da die eine große Chance, dass sich ein feiner Mann zeigt: Der Versager, der kleine, unsichere, verletzte Junge, der schmelzende, hingebungsvolle Mann. Egal wie er sich jetzt zeigt, ihn einfach liebend halten, sanft berühren, für ihn da sein, ohne Erwartung und in Liebe und Verbundenheit. Da mögen Tränen kommen, da mag Lachen kommen, da mag Stille sein. Alles ist fein, alles ist willkommen. Da geschieht Öffnung statt Rückzug. Anstelle einer neuen Verletzung geschieht bei Mann und bei Frau Heilung. Sind bei dir als Frau schmelzende Männer in guten Händen?

Dann, so wenn die Frau mag, nach etwa 20 Minuten darf die Berührung auch wieder erotischer werden und die Hand mag zur Wurzel seines Lingams wandern, bis kurz vor dem Anus, sanft berühren, sein Zauberschwert an der Wurzel zwischen Hoden und Anus sanft erforschen und dann langsam auch kräftig umfassen und stimulieren. Nicht fordernd, sondern sanft und saftig einladend. Da muss nichts geschehen. Er darf sagen, ob es fein ist oder zu sanft oder zu kräftig. Siehe da, nach weiteren 5 bis 10 Minuten ist er bereit, auch hiermit weiter zu spielen. Darf es jetzt neu sein, … bereit für tiefes Berühren, Verschmelzen? Dabei sich austauschen, sich gegenseitig zuhören, Wünsche und Ängste mitteilen – im Vereint sein? Ja!

Es darf auch etwas gesagt werden

Durch „dabei“ reden zerstört man die Intimität, meinen viele. Meine Erfahrung ist da ganz anders. Am Anfang mag es ungewohnt sein. Auf bestimmte Fragen brauchen die Antworten anfangs unendlich scheinende Minuten – ich habe auch schon erlebt, dass es Tage waren - und plötzlich fließt sie, die Antwort. Denn wir dürfen erst hin spüren, wahrnehmen und dann erst finden sich die Worte, in die sich das Erlebte kleidet. Es ist Neuland, die Worte sind da anfangs begrenzt. Aber mit der Zeit wird es immer leichter und spielerischer.

Auf der Kommunikationsebene, durch die wir vom anderen erfahren. So vermeiden wir, uns Jahre anzustrengen, um es ihm bzw. ihr „recht zu machen“ – ohne ihr zu verraten, dass wir es nur für sie tun und sie erduldet es und tut es für ihn. Nach meiner Erfahrung in der Begleitung von Paaren, ist das wohl in mindestens 80 % der Beziehungen so. Wir strengen uns für den Anderen an und verraten es ihm nicht, was wir wirklich wollen. Doch wenn wir es mitteilen, könnte es sich ändern. Es könnte etwas ganz Wunderbares sein, das Liebe in unsere Verbindung und in die Welt bringt.

Vereinbarung – ein beglückendes Spiel

Wie kann das Spiel anders starten? Eine Variante: Mann und Frau vereinbaren: „Ich habe heute Lust auf dich, auf uns, ich mag dir heute begegnen, zärtlich und sexuell. Wie ist es bei dir?“ Nach einer „angemessenen“ Pause des hin Spürens: „Ja ich habe Lust und Freude daran, dir heute zu begegnen, zärtlich und sexuell.“ „Wenn ich so hin spüre, dann mag ich mit einer saftigen Ölmassage beginnen. Ich mag sie dir schenken. Dann wünsche ich mir von dir ebenfalls eine solche Massage, so jeweils eine halbe Stunde, stelle ich mir vor. Dann lass uns sehen, wie der Tanz sich weiter entfaltet.“

Der Ort dafür sollte nicht das Bett sein, in dem man schläft. Das ist zum Schlafen, aber nicht für den Liebestanz. Wo ist der Massagetisch? Wo ist das vorbereitete Liebesnest? Wo ist das gedämpfte Licht? Ist es hell genug, so dass wir einander in die Augen sehen und in unsere Augen versinken können? Duftet es verlockend? Hört man sanfte Musik? Steht das Massageöl bereit? Ein würdiger Platz ist für uns bereitet, für eine besondere, berührende, nährende und erfüllende Begegnung.

Weil vereinbart ist: „Ja, wir werden uns vereinen", fallen die trennenden Eroberungsspiele weg. Wir sind miteinander. Das Vertrauen wächst. Wir sind auf einer neuen Ebene. Da gibt es kein Versagen mehr. Stattdessen erforschen und genießen wir, sind in Achtsamkeit. Sind in Liebe.

Und dann „machen wir Liebe". Da sind zwei Wesen in tiefer Verbindung. Da ist ein Verschmelzen, ein Eins sein. Die beiden Wesen sind vereint, zu einem geworden, eins mit dem was ist. Da ist jetzt ein offener Kanal, durch den Liebe einströmt aus einer anderen Dimension, durch diese Wesen, in diese Welt. Es entsteht Liebe auf Erden. Liebe wird gemacht. Liebe entsteht hier auf Erden und kann sich weiter teilen. Wohl jeder hat es in Ansätzen schon erlebt. Und dann hast du dich getraut, da weiter zu gehen und der Kanal der Liebe zu sein? Der Transmitter zwischen Himmel und Erde? Hört sich ganz schön verrückt an! Ja, wir sind dann aus der normalen Welt gerückt, verrückt.

Licht und Schatten

(Fragen und Antworten aus Seminaren und Begleitungen)

Frage einer Frau: Mich macht das alles sehr nachdenklich, was da in meinem Leben geschieht und wie die Situation immer wieder ist. Was für ein Wahnsinn, immer wieder aus Kontakten herauszugehen, Trennungen zu inszenieren, obwohl Verbundenheit so viel schöner ist! Weshalb tun wir das? Ist es so schwer, Liebe zu empfangen? Das ist eine rhetorische Frage, ich weiß, aber was ist denn so bedrohlich an Liebe? Was reden wir uns denn da alles so ein? Was rede ich mir da ein?

Charles: Nein, das ist gar nicht rhetorisch, das ist eine sehr praktische Frage. Ständig spielt dieses Spiel auf Erden, ganz praktisch. Warum „wir" aus Beziehungen gehen, ist leicht zu beantworten. Jeder hat eigene Wege und Gründe, doch dahinter ist wohl ein gemeinsamer Grund. Ich sehe da eine Riesenangst, Panik. Die Angst, erkennen zu müssen: Ich bin geliebt, so wie ich bin!

Wieso haben wir davor Angst und Panik? Es bringt unsere Lebenskonzepte zum Einsturz. Es nimmt unserem Leben seinen Inhalt. Wie das? Alles Rennen und Kämpfen, um etwas zu erreichen, zeigt sich in seiner absoluten Sinnlosigkeit. Wir erkennen, dass wir uns bisher angestrengt haben, um so zu sein, wie wir meinen, dass die anderen uns haben wollen. Wir tun alles, um gut zu erscheinen, um dann geliebt zu sein.

Das bisherige Vorwärtsgetrieben sein durch unsere Neurosen, durch unsere falschen Überzeugungen fällt zusammen, wirkt nicht mehr. Gähnende Leere, Langeweile droht. Ja, da kommt ein Loch, ein Vakuum. Und was ist, wenn wir das aushalten? Dann beginnt es neu zu rollen, sich neu zu entfalten, aus einer neuen Lebenshaltung heraus. Es ist ein Tun aus dem Nichtstun. Da ist kein Müssen mehr, es geschieht aus dem Sein. Wir beginnen zu wirken aus und in dem Moment, jetzt.

Schatten

Wir verstecken unsere sogenannten Schattenseiten. Damit trennen wir uns von dem Wesen, das wir sind. In unserer Erscheinungsform als menschliches Wesen sind wir Licht und Schatten. Das kann so ein feiner Tanz sein, so eine feine Entdeckungsreise, so ein feiner Erkenntnisweg! Jedoch: sobald ein Schatten sichtbar wird, kommt unsere Überzeugung: Wenn andere unseren Schatten sehen, werden sie sich von uns trennen, uns verstoßen. Wir müssen dann einsam und verlassen sein, bis an unser Lebensende. Eine ganz schwere Zeit wartet dann auf uns. Hoffnungslosigkeit und ewiges Leid. Deshalb verstecken wir unseren Schatten, mit allen Mitteln, die zur Verfügung stehen.

Nun, die entsetzliche Wahrheit ist: Die Anderen kennen unsere Schattenseiten meist besser als wir selbst. Es kommt noch schlimmer: Die Anderen lieben, respektieren und würdigen uns so, wie wir sind, eben auch mit unseren Schattenseiten. Das gilt für Beziehungen in der Zusammenarbeit, im ganzen Leben. Wir sind in Verbindung, wir sind gemocht, so wie wir sind. Wir sind geliebt, ohne dass wir uns anstrengen. Vielleicht vertreibt die Anstrengung gar die Liebe?

Wenn wir da bleiben, standhalten und aufhören, uns zu verbiegen und zu verstecken, einfach da sind, dann müssten wir bemerken, dass es so ist. Das würde unsere Überzeugungen erschüttern, unser Lebensbild zerstören. Darum trennen wir uns lieber, damit wir weiter glauben dürfen, alleine, verstoßen und ungeliebt zu sein.

Wie ist es bei dir?

Diese Muster sind so tief im Unbewussten eingewoben! Wenn wir bereit sind, zeigen sie sich und können sich wandeln. Wo immer es schwierig in unserem Leben ist, wo immer es belastende Schwierigkeiten gibt, wirkt so ein Muster.

In Liebe zu entspannen, ist ganz einfach. Doch es braucht uns zu 100 %. Es ist wunderschön, wenn es gelingt. Und mit etwas Übung können wir es immer länger „ertragen."

Wie ich mich „trotzdem“ liebe

Frage: Liebe ist so unerschütterlich und stark, so sanft und bedingungslos, dass ich mich oft gefragt habe, ob ich diese Kraft aushalten kann. Es korrespondierte eben nicht mit meinem Mangeldenken. Es scheint, ich kreiere Situationen, die mir wieder beweisen, dass ich getrennt und einsam bin. Situationen, die beweisen, dass ich nicht geliebt bin. Was für ein Irrsinn! Was bringt das eigentlich? Ist es schöner, bequemer, ungefährlicher in gewohnten und vermeintlich sicheren Mangel-/Angst-Situationen zu bleiben? Meine Schattenseiten, ja, die sind da...und?! Das ist eine tiefe Erfahrung für mich, mir die zuzugestehen und mich „trotzdem" zu lieben, es im Außen nicht mehr zu vertuschen und mich nicht mehr selbst zu „beschummeln". Da gab es ganz lange eine Angst: Wenn meine „schlimmen" Seiten zum Vorschein kommen, ist das ein Todesurteil. Damit waren ganz verrückte Bilder verknüpft. Jedoch alles nur in meinem Kopf.

Da muss es einen besseren Weg geben. Hingabe an alles, was ist. Meine Integrität zu mir, die sagt: Ja, so bin ich auch und ich bin nicht perfekt. Ich dachte, ich müsse perfekt sein, damit ich hier sein darf. Ich höre jetzt auf damit, mich, mein Leben, meine Liebe und mein Herz zu knebeln und zu strangulieren. Ich mag, dass mein Herz tuckert und pulsiert und ich es so spüren kann. Wenn es Angst hat, dann nehme ich es in die Hand und sage ihm, dass auch das völlig ok ist und es lebendig sein darf. Ach, was baut man/frau sich für Hindernisse!

Charles: Das Universum schenkt uns in seiner unendlichen Liebe großartige Lernchancen. Tatsächlich ist alles gut, so wie es ist. Das war es schon immer und wird es immer sein. Sei damit, genieße es und ja, gehe Schritt für Schritt weiter auf dieser Entdeckungsreise! Es wird immer feiner und ja, da kommen Engpässe. Beginne auch die Engpässe zu lieben, sie sind Teil der Reise, gehe weiter, stelle dich und gehe da durch. „Alles ist gut" bedeutet, es ist jetzt gut und es braucht unsere Verantwortung – unsere Fähigkeit zu antworten – auf das, was jetzt ist. Dass es jetzt gut ist bedeutet nicht, es hat so zu bleiben. Es fordert den Schöpfer in uns heraus.

Die Übungen hören nie auf. Und immer schickt uns das Universum nur Übungen, die wir bestehen können. Denn es will unser Bestes, so dass wir uns laut der christlichen Mythologie als Schöpfer und Ebenbild Gottes entfalten können.

Einstein wurde in einem Interview gefragt, was wohl die nächste, wirklich große Entdeckung der Menschheit sein wird. Er spürte einen Moment hin und entgegnete: „Die Entdeckung, dass das Universum ein wohlwollender Ort ist."

Teil 2

Glück in der Beziehung

Teil 2

Glück in der Beziehung

Rita im Raum des Glücks – eine Seminarerfahrung

Es gibt einen großen unsichtbaren Teil, der unser Leben steuert: das „Unbewusste“, nennt man es. Ob es unbewusst ist und bleibt oder ob wir es in unser Bewusstsein holen, ist die entscheidende Frage. Ich erinnere mich an das Beispiel mit dem Auto: „Plötzlich ist „es“ hinten ausgebrochen, ich habe versucht gegenzusteuern, aber da ist es noch stärker ausgebrochen, nach der anderen Seite. Wieder habe ich gegengesteuert und dann ist es noch stärker ausgebrochen, wieder nach der anderen Seite und dann landeten wir im Graben. Also, so ein Auto kaufe ich mir nicht wieder, ich kann dich nur warnen vor so einem Auto, kauf dir nie einen …. Du siehst ja, wo das endet. Also, das gehört doch verboten, das ist ja lebensgefährlich, so etwas darf doch nicht sein!“„Also, erst war die Beziehung ganz schön und dann war da eine an sich unwichtige Sache. Da habe ich „halt“ gesagt. Sie ist dann wütend geworden und ich habe gesagt: also jetzt stell dich doch nicht so an, nur weil … da ist sie dann ganz durchgedreht und … – also so eine Partnerin will ich nicht wieder, die muss doch in die Klapsmühle, nur weil, … also ich kann dich nur warnen: rothaarige Frauen, du siehst ja, wo das endet." „Ok, nicht rothaarige Frauen!" – „Also, ich kann dich nur warnen: Männer mit Haaren auf der Brust - du siehst ja, wo das endet …"

Das Problem ist nicht das unsichtbare System. Das Problem ist unsere Ignoranz – auf Latein: ignorare - nicht wissen wollen. Da geschieht etwas im Leben und wir sind mitten darin und tun so, als hätten wir damit nichts zu tun. Wie kann es denn sein, dass der göttliche Mann, in den ich mich verliebt habe, innerhalb von vier Wochen zum Teufel persönlich mutiert? Sorry, weder der göttliche Mann noch die göttliche Frau hat sich in diesen vier Wochen wesentlich verändert. Veränderung dauert ….. Da kam etwas anderes ins Spiel und das hat das Spiel gestört, hat das Göttliche aus der Begegnung vertrieben.

Wessen Leben leben wir, wessen Auftrag führen wir aus? Was für Glaubenssätze stehen dahinter? Nein, ich empfehle keine jahrelange Analyse, um das alles „klar" zu sehen. Es bedarf nur eines: Wachheit, Bewusstheit im Moment und die Freude am Entdecken, um sich selbst und damit dem Leben und der Liebe auf die Schliche zu kommen. Daraus erwächst Erwachen. Es ist hilfreich auf sich wiederholende Situationen zu achten. Dass das Auto – oh – die Beziehung in den Graben schlittert, ist kein Weltuntergang. Jedoch, wenn ich ignoriere, dass ich das Lenkrad in der Hand hatte, dass ich Impulse gegeben habe und vielleicht das Lenkrad losgelassen habe, obwohl es mein Job war, damit zu steuern – und ich habe das Auto - oh - den Partner gewählt! Ich bin so damit umgegangen, dass mich das Ergebnis enttäuscht. Ich habe einen Partner oder eine Partnerin gewählt, die meine Erwartungen nicht erfüllt hat. Nur, was waren meine Erwartungen? Sind sie überhaupt erfüllbar?

Aus einer Phase von Einsamkeit kommend, stellen viele, meist unbewusst, Erwartungen, die den anderen nur in die Flucht schlagen können, so er „einigermaßen bei Trost ist." Wir erlebten in einem Seminar eine anschauliche Situation mit einer Teilnehmerin. Nennen wir sie Rita. Sie hatte sich offenbart mit ihrem Wunsch nach Partnerschaft, ihrem Wunsch nach Zärtlichkeit und Nähe. Alle spürten, da ist ein großes Bedürfnis und ein großes Herz und sahen auch, das ist eine schöne Frau. Irgendetwas musste da noch sein.

Die Frage war, wann willst du beginnen, die Fülle zu leben. Antwort: „Vielleicht nach dem Seminar, deshalb bin ich ja hier." „Ok, wann willst du beginnen, dein Leben zu ändern?" „Äh … ja warum eigentlich nicht jetzt, aber geht das? Geht das? Ja warum eigentlich nicht, obwohl - das macht mir jetzt ein bisschen Angst, so plötzlich …" „Ok, mach es praktisch. Lege den großen Wunsch nach dem Traumlebenspartner mal zur Seite und schau, was wünscht du dir ganz praktisch, jetzt?" „Oh, was ist das, jetzt? Es wäre schon toll, einfach mal wieder im Arm gehalten zu sein, zu spüren, nicht mal Sex, einfach kuscheln, schmusen, reden, Wärme und Zärtlichkeit."

In der Runde war schon zu sehen, wie das bei einigen Männern Resonanz hatte. „Ok, kannst du dir vorstellen, dass jemand hier im Raum bereit dafür wäre, einen Kuschelabend mit dir zu verbringen? Um es konkret zu machen, mit Anfang und Ende - geben wir ihm einen Ritualrahmen von vier Stunden. Es ist wichtig, diesen Anfang und das Ende zu setzen, eben um einen Erfahrungsraum zu haben. Danach geht jeder wieder in seine Welt. Der vereinbarte Rahmen schafft Klarheit und Entspannung. Wenn der Rahmen nicht eingehalten wird, dann kommen die ganzen Erwartungen zur Tür rein und zerstören den feinen Raum, den ihr geschaffen habt."

„Rita, es geht darum, dass du einen neuen Raum erlebst, gestaltest, darin Glück erfährst, ihn dann wieder verlässt und als positive Erinnerung behältst. Ob du diesen Raum mit dem gleichen Partner nochmal betrittst, das kann sein, das muss aber nicht sein. Jedoch hast du dann erfahren, dass dieser Raum für dich da ist und dass du ihn aus eigener Kraft betreten kannst. Die Sehnsucht wird da sein, in dem Raum zu bleiben. Doch wenn du dem nachgehst, wirst du ihn wieder zerstören und die alten Enttäuschung ernten. Den Raum der Freude, der Liebe, der Begegnung glücklich zu bewohnen ist eine Entdeckungsreise zu dir - und die hat noch verschiedene Stationen." „Ja, das kann ich jetzt sehen, danke." „So, schau dich mal langsam um und spüre, mit wem könnte das sein."

Die Männer, bei denen Resonanz war, setzten ihr Sonntagsgesicht auf. Bei denen keine Resonanz war, die schauten ganz zufällig auf den Boden oder zum Fenster hinaus. Dann gab es noch die Ängstlichen: Bitte nicht mich! Die saßen ein bisschen verdreht da und versuchten sich aufzulösen, während Ritas Blick wanderte. Was kann Rita verlieren? Ihre Einsamkeit. Ja, aber das wäre ja der Gewinn!

Doch sie hat Angst, wenn sie es versucht und Rückweisung erfährt, dass sie dann noch einsamer ist. Nachvollziehbar, aber wirklich unbegründet. Vielleicht tut die Rückweisung weh, jedoch einsam ist sie bereits. Und wenn einer (oder eine) von mehreren Milliarden sie zurückweist, die Chancen, jemanden zu finden sinken damit nicht, im Gegenteil, sie werden besser. Denn Ritas Fähigkeiten im Suchen und Finden werden trainiert und damit steigen ihre Chancen zu finden erheblich, oder?

Ritas Blick wandert in der Runde. Die mit Resonanz haben ihr schönstes Lächeln aufgesetzt. Ich ermuntere sie: „Lass deinen Blick ruhig mehrmals die ganze Runde machen. Du siehst, wer bereit ist und gerne mit dir das Ritual machen will. Schau, wo bei dir am meisten Resonanz ist. Ja, richtig, das ist hart! Du sagst jetzt zu einem „Ja“ und zu allen anderen „Nein.“ Doch wer weiß, morgen ist noch ein Tag und warum sollte jemand sein Angebot zurücknehmen?“ Entspanntes Lachen in der Runde. Jeder erlebt, dass wenn er sich zeigt, das Leben erstaunlich viele Angebote für ihn bereit hält. Jedoch, wenn wir uns verstecken, dann können wir uns einbilden, es gäbe keine Angebote für uns. Jeder spürt sein eigenes „im Alltag damit unsicher sein“ und „sich verstecken“ und die damit geerntete Einsamkeit.

Ritas Blick bleibt etwas länger bei, nennen wir ihn, Hermann, herrlicher Mann, hängen. Letztlich ruht ihr Blick auf Her-man. Hermann freut sich, Rita freut sich. Und dann verändert sich etwas. Ritas spielerische Haltung geht verloren. Da sitzt er, ich hab ihn endlich und er hat mit „Ja“ geantwortet, zumindest sagte sein Lächeln das und Rita fragt: „Hermann, bist du bereit, mit mir?“ Er schaut Richtung Fenster – ist der Fluchtweg frei? Allen bleibt die Spucke im Hals stecken. Was ist da geschehen, – so nahe vor dem Ziel? …

„Hermann was ist?“ „Ich weiß auch nicht, erst habe ich mich gefreut und jetzt habe ich Panik.“

„Ok, was war der erste Antrag und welchen Eindruck hast du nun, was Rita will?“ „Ich habe den Eindruck, sie will mich ganz und für den Rest ihres Lebens und all das Unerfüllte, das muss ich jetzt erfüllen. Ich habe einfach Angst bekommen und frage mich schon, ob es falsch von mir ist, wenn ich ihr ausweiche. Das packe ich nicht. Das kann ich nicht erfüllen, das fühlt sich an wie eine Falle.“

Frage an Rita: „Siehst du, wie du es machst? Erkennst du deine unbewusste Methode?“ „Oh, ich glaube, langsam wird mir etwas klar.“

Was ist geschehen? „Erst sah ich Hermann und hatte das Bild von einem schönen Kuschelabend vor mir und plötzlich kam von hinten ein ganzer Schwall von Empfindungen. Dann kam der Wunsch: Wenn schon, warum dann nicht gleich richtig? Aber jetzt ist ein Gefühl da wie, dieses „richtig“ ist daneben, das hat nichts mit jetzt, nichts mit Hermann zu tun.“ „Wenn du magst, sag es bitte nochmal und schaue Hermann dabei an.“ „Hermann, erst sah ich dich und dann kam da etwas, was ich wollte und es hatte nichts mit dir, Hermann, zu tun. Ich möchte das Ritual gerne mit dir machen, wenn du immer noch bereit bist.“ „Rita, bist du bereit und ganz klar darin, in das Ritual hinein und wieder heraus zu gehen? Ganz klar, mit Anfang und Ende und dass ihr die Nacht in getrennten Betten verbringt? Und frühestens morgen prüft, ob es da ein Weiter gibt oder nicht?" „Ja, bin ich." „Und du Hermann?" „Ja, so kann das stimmen, ich bin bereit. Aber das andere, das erschlägt mich, da kann ich nur die Flucht ergreifen. Doch jetzt spüre ich wieder dich, Rita."

„Wollt ihr es noch in das Ritual mitnehmen? Du, Hermann, bist Wächter der Energie. Spüre immer nach: ist das wirklich jetzt oder meldet sich da das andere? Du hast das Recht und die Pflicht, stopp zu sagen und euch zurück ins Jetzt zu holen. Bist du bereit?" „Ja gerne." Rita, ist das ok?" „Ja, bitte sei deutlich zu mir, Hermann, ich will das lernen. Danke."

Die beiden hatten ein feines Ritual. Es war nicht leicht, dann in getrennten Betten zu schlafen. Für beide begann ein neuer Umgang mit dem Leben, mit Partnerschaft. Für Rita war es die nahezu erste Begegnung in ihrem Leben, mit einem Mann ohne „negativen Beigeschmack". Oft hatte sie den Beigeschmack gar nicht bemerkt, aber er war immer der Anfang vom Ende. Jetzt bemerkte sie ihn durch seine Abwesenheit und handelte neu.

„Ich brauche dich" ist das Ende vom schönen Lied

Ein Wesen, weiblich in seiner Erscheinungsform, das mir nahe steht, sagte etwas und seine wirkliche Bedeutung wurde mir erst viel später klar, erst als sie durch viel Leid gegangen war und versucht hatte, mir die Schuld für ihr Leid zu geben. Ich hatte tiefes Mitgefühl. Doch eine Stimme in mir war sehr deutlich: Ich bin der Auslöser für ihr Leid, aber nicht die Ursache. Wenn sie die Ursache erkennt und annimmt, dann eröffnet sich eine neue Welt – für sie und für unsere Verbindung. So blieb ich geduldig und liebevoll, trotz aller Anschuldigungen. Auf der sichtbaren Ebene hat sich unsere Verbindung deutlich verändert. Meine offene Hand war immer da. Was sie wollte, war jedoch nicht meine Hand. Sie wollte, dass ich ein anderer sei als ich bin, um das zu erfüllen, was sie meinte, zu brauchen.

Der Kernsatz war: Aber der Platz an deinem Bauch ist doch meiner, da darf niemand anderes sein, da bin doch ich zu Hause! Meine Stimme sagte mir: Hey, du, missverstehe das bitte nicht – ich schenke gerne, an meinem Bauch zu kuscheln, in der Löffelchenstellung, ist ein Geschenk. Das gebe ich gerne. Dies aber als Vertragsbestandteil zu definieren, das tötet das Geschenk. Es ist schön, wenn du dich an meinem Bauch zu Hause fühlst, wenn er für dich zu Hause symbolisiert. Doch dein wahres zu Hause liegt tief in dir und daraus in der Verbindung zu mir und zu allem anderen.

Ich habe versucht, dies auch zu vermitteln – es gelang mir nicht. So nahm es seinen Lauf. Die Forderung wurde deutlicher, der Rahmen dessen, was ich tun durfte, enger, die

Vorwürfe kamen und das Leid. Nähe verwandelte sich in Distanz. Die offene Hand und das Angebot zu untersuchen, was da wirklich geschieht, wurden als Provokation und Zurückweisung erlebt.

Klar haben wir Bedürfnisse. Viele Frauen und Männer versuchen sich Zärtlichkeit und Nähe zu kaufen, indem sie Sex geben. Klar spielen (fast) alle die Bedürfnislosen und veranstalten die verrücktesten Sachen, um ihre Bedürfnisse erfüllt zu bekommen. Doch so erreichen sie es nicht. Der Run nach Geld und Macht, die vielen Kriege, das alles sind verwirrte Versuche, das Grundbedürfnis nach Wärme, nach Nähe, nach Gemochtsein erfüllt zu bekommen. Doch so gelingt es nie, auch wenn es Millionen versuchen. Liebe und Geborgenheit sind woanders zu finden. Wo? Auf der Entdeckungsreise nach innen, zu mir selbst. Dazu dürfen wir erst erkennen und annehmen, dass wir bedürftig sind. Dann dürfen wir uns damit vor uns selbst zeigen, in einem ausgewählten, geschützten Kreis vor und mit anderen. Dadurch machen wir die Erfahrung, dass wir nicht gefressen, nicht verurteilt werden, wenn wir uns so zeigen, wie wir sind. Nicht Distanz, sondern wirkliche Nähe entsteht, dann kommt ganz langsam Entspannung in unser Leben und wir dürfen Schritt für Schritt offen damit umgehen, unsere Bedürfnisse zu erfüllen. Langsam füllt sich unser Mangel an Liebe und Nähe und wir können wirklich teilen und andere beglücken, aus dem Vollen. Die Liebe fließt zum anderen und zu uns zurück, wir sind vom Leben beglückt. Ja, es ist Freude und ein scheinbarer Rausch von Glück.

Das gilt es zu lernen, auszuhalten, dieses Glück. Oft ist es nicht leicht, dran zu bleiben, weiter zu teilen und zu erleben, dass es sich immer weiter vermehrt und der Mangel, die Angst, die unersättliche Gier - dass all das sich auflöst und verwandelt. Wir sind auf dem Planeten Erde und es ist ein Paradies hier. Dann kommt das Erkennen, das Erwachen: meine Welt ist nicht von dieser Welt! Ich bin in dieser Welt, ich bin in einem menschlichen Körper und ich bin so unendlich viel mehr. Dieser Welt mit ihrem scheinbar unentrinnbaren Kreislauf des Leides bin ich nicht ausgeliefert. Ich bin Bote einer anderen Welt. Das bringt Freude, Kraft, Glück, – denn ICH BIN. Mit diesem Erkennen sind wir wieder angeschlossen an die Allkraft.

Diese Haltung bringt auch Feinde, denn sie wird als Provokation empfunden. Es zeigt dem Anderen das Leiden, die Angst, den Kampf, die Beschuldigungen in einem neuen Licht. Sie macht sichtbar: wir erleben die Not als real, als wirklich, aber es ist nicht unverrückbar wahr. Es ist ein Spiel im Erfahrungsraum Planet Erde. Dieses Spiel ist wichtig zum Erkennen und es kann sich in jedem Augenblick wandeln – durch Erkennen, durch Erwachen.

Das Brauchen ist das Ende vom schönen Lied. Das Brauchen ist der schnellste und sicherste Weg, eine Beziehung zu zerstören. Denn wir projizieren die „Erfüllungsverpflichtung" für all unsere nicht angenommene Bedürftigkeit auf eine andere Person. Sie hat die Fülle für uns herzustellen, wir haben zu empfangen. Der Vertrag ist zwar so von uns nicht bewusst gemacht, aber wir leben ihn so. Das zeigt sich in alltäglichen Dingen, wenn die Frau annimmt, beim Essengehen habe der Mann automatisch zu bezahlen. Die Miete und die Lebensmittel beim Zusammenleben seien klare Sache des Mannes. Seine Erwartung ist, sie müsse zumindest dafür die Wohnung putzen. Nein, das ist Machogehabe.

Das ist ein Beispiel für einen unabgeschlossenen, unausgesprochenen Vertrag, der zu Problemen führen muss. Außer, der Mann ist sich seiner Bedürftigkeit so wenig bewusst, dass er für sie in allen Bereichen sorgt, in der Hoffnung, ein bisschen Liebe und Sex zu bekommen. Aber auch hier wird sie irgendwann streiken, denn in ihrem Vertrag ist keine Verpflichtung. Diese Beispiele gelten selbstverständlich für beide Geschlechter gleichermaßen.

„Ich brauche dich!" darf heißen: „ich wünsche mir von dir", darf heißen: „ich wünsche mir von dir und ich bin bereit dir zu schenken!" Das heißt, die wirkliche Lösung ist die, dass ich schenke und mit meinen Wünschen in der Welt stehe. Schritt für Schritt entsteht ein Kreis von Menschen, die bereit sind, sich gegenseitig zu beschenken, die sich für das Leben riskieren. Die ein „Ja" zu ihren Bedürfnissen haben und zu den Bedürfnissen der anderen. Wesen, die bereit sind zu schenken, auch den Bedürftigen. Allerdings: Wenn der Bedürftige bekommt und bekommt, wenn seine Regung zu schenken jedoch nicht erwacht, dann werden die Geschenke weniger, und er wird wieder in die Dunkelheit und Einsamkeit zurückfallen. Ab und an kommt wieder ein Geschenk vorbei, und irgendwann wird er den Wert des Schenkens erkennen und wieder in den Kreislauf des Glücks einziehen. Das kann jedoch auch mehrere Leben dauern, bis er zurückfindet ins Paradies.

Nein, diese neue Freiheit wird nicht zu endlosen entwürdigenden Sexorgien führen. Das befürchtet der Mangeldenker. Klar hat Sex auch seinen Platz darin, aber nicht den, wie auf der unerlösten Ebene. Es gibt achtsamen, würdigen, genussvollen und reuelosen Sex - jedoch ist er eingebunden in Liebe.

Dieser Sex hat nichts mit Rammeln und Abreagieren zu tun, sondern mit Begegnung zweier Wesen in Genuss, Freude und Achtung. Je weniger der Wunsch, das Bedürfnis nach Nähe, Wärme, Angenommen sein erfüllt ist, desto mehr verlagert er sich auf die Ebene der Macht und der Sexgier. Das geht bis zur durchgeführten Vergewaltigung. Jemanden zu vergewaltigen ist eine extreme Form von „seine Bedürftigkeit verleugnen", bis sie sich ein Ventil sucht, das jedoch nicht zu Erfüllung führen kann. Gewalt ist ein Ausdruck von Hilflosigkeit.

Vergewaltiger wegzusperren und dann nach einer bestimmten Zeit wieder herauszulassen, muss zur Wiederholung führen. Wenn nicht eine Bewusstwerdung geschehen ist und der Vergewaltiger den Kreislauf des Schenkens kennengelernt hat und wenn er nicht gelernt hat, seine Bedürftigkeit anzunehmen und zu schenken, dann glaubt er weiterhin nicht, dass es möglich ist, seine Bedürfnisse liebevoll erfüllt zu bekommen.

Der Programmfehler muss erkannt werden und das Programm muss einen neuen Weg zur Lösung kennen lernen. Schritt eins ist, ich fühle mich hilflos. Ich erlebe mich als hilfloses Wesen und ich kann damit sein. Ich sage „ja" zu diesem hilflos sein. Dann öffnet sich eine neue Tür. Ohne das „JA" , das tiefe „JA" zu dem sich zeigenden Problem kann Lösung, Erlösung nicht sein. Somit ist der erste Schritt sich selbst anzunehmen: „Ja, in bestimmten Momenten werde ich gewalttätig. Da geschieht etwas, ich weiß nicht was, aber Ja, ich bin gewalttätig." Dann, und erst dann, kann entdeckt werden, was dahinter steckt. Oft wenn wir Menschen helfen, wollen wir ihnen diesen ersten Schritt des Erkennens ersparen. Damit verhindern wir die Erlösung.

Und das Opfer? In der normalen Denkart ist das ein heikles Thema, dem Opfer auch seine Verantwortung zu lassen. Ich wage es dennoch: Das Opfer trägt seinen Teil dazu bei. Wie zum Beispiel der 9-jährige Junge, der vom Religionslehrer verführt, bzw. missbraucht wird. Das Muster ist oft einfach. Der Junge hat Mangel an Nähe. Er wird zum Lieblingsschüler des Religionslehrers und strengt sich richtig an, der Lieblingsschüler zu sein und zu bleiben. Endlich hat er den gütigen, anerkennenden Vater gefunden. Und auf der Klassenfahrt, da darf der Lieblingsschüler als Belohnung mit im Zimmer des Religionslehrers schlafen. Da kann er doch nicht „nein" sagen, da kann doch nichts Falsches dran sein! Und dann wird daraus ein schwarzes Loch. Was nicht sein darf, kann auch nicht sein. Das würde bedeuten, den liebenden Vater zu verlieren und wieder alleine dazustehen. Nein, da kommt der Mantel des Schweigens darüber. Ein in sich erfüllter Junge buhlt nicht um die Nähe eines Ersatzvaters und auf die Einladung ins Zimmer hat er nur ein „vielen Dank, aber ich habe schon dem Franz versprochen, mit ihm ein Zimmer zu teilen." Er hat einfach keine Angst vor Liebesentzug, denn er hat gelernt und erfahren, dass Liebe bedingungslos ist und dass Bedingungen alles Mögliche sind - aber keine Liebe. Er wird intuitiv diese Gefahr meiden, wird „nicht in (die) Gefahr laufen." Der erfüllte Junge spürt auch, dass an dem Angebot etwas nicht ok ist, dass da etwas mitschwingt und handelt intuitiv richtig. Handlung geschieht, ohne dass der Verstand es vorher prüft. Dies nimmt nicht die Verantwortung vom Täter öffnet aber eine Perspektive für Opfer.

Beziehung und Anziehung – Erwartung und Erfüllung

Beziehung ist oft verbunden mit dem Wunsch eins zu werden. Doch das ist eine Illusion. Wir sind bereits eins. Es ist also paradox, eins werden zu wollen. Wir haben einen scheinbaren Raum von Trennung kreiert, um etwas zu lernen. Wir haben verschiedene Rollen gewählt, um hier auf Erden Unterschiedliches zu erleben, zu erfahren und auch zu durchleiden.

Die Verschiedenheit ermöglicht Spannung und damit Anziehung und Abstoßung. Es gibt einen gemeinsamen Nenner und Anziehungspunkt, ein gemeinsames Interesse, welches aus der Unterschiedlichkeit entsteht. Mann hat einen anderen Teil als Frau. Diese beiden Teile – welch ein Wunder – passen ineinander. Mittlerweile hat auch die Wissenschaft, viele Jahrhunderte nach den Tantrikern, herausgefunden, dass nicht jeder Lingam (Penis) gleichermaßen zu jeder Yoni (Vagina) passt. Da gibt es besser und weniger passende und unpassende. Auch durch den Geruch entsteht Anziehung und Abstoßung. Ein vor Geilheit überlaufender Mann riecht anders als ein hingebungsvoller und beide werden andere Frauen und andere Männer anziehen. Eine angstvolle Frau riecht anders als eine Eroberin. Auch ihr unterschiedlicher Geruch wird unterschiedliche Wesen anziehen. Wenn wir uns nicht bewusst sind, was da geschieht, dann führt dies zu Missverständnissen. Dann gibt es Doppelgerüche wie: „Fass mich nicht an!" und „Nimm mich!" – was eben unliebsame Folgen haben kann. Der geile Mann zum Beispiel riecht das „Nimm mich!". Das „fass' mich nicht an, ich habe Angst!" oder „sei ganz sanft und langsam mit mir“, das riecht er nicht. Denn er sucht verzweifelt nach dem „nimm mich“ und blendet das andere aus. Er sagt dann „blöde Kuh“ und sie sagt „geiles Arschloch!“ Miss-ver-ständnis? Nein miss-ver-rochen. So ein Mist, ver-rochen!

Gemeinsames und Trennendes gibt es nicht nur im Sexuellen. Das Sexuelle tritt jedoch oft in den Mittelpunkt, weil sowohl das Zärtliche und das Angenommen sein zu kurz kommen. Das Körperliche, Geistige und Seelische sind zu kurz gekommen und all das nicht Gelebte will sich jetzt in Genitalität ausdrücken und erfüllt werden. Wenn die Erfüllung nicht gelebt ist, dann meldet sie sich als Sucht, als Trieb. Dieser Sexualtrieb macht viel Druck, besonders bei Männern. Sie haben nicht gelernt, damit zu leben. Auch Frauen haben nicht gelernt, wie sie Geilheit in Dasein, in Liebe umwandeln können – bei sich selbst und beim Partner.

Man kann es als Gesellschaftsspiel spielen. In Partner-Anzeigen geschieht das beispielsweise, jedoch nicht tief und ehrlich genug. Da könnte zum Beispiel ohne Umschweife stehen: „Suche hingebungsvollen Deckhengst, biete angstvolle Stute.“ Oder: „Suche intellektuellen, spirituellen, hingebungsvollen, kraftvollen Mann mit Vermögen, der gerne lange Abendspaziergänge macht.“ Wird dieses Gesellschaftsspiel offen gespielt, kann es dazu führen, dass wir entdecken, wer wir wirklich sind. Was wir in einer Beziehung wirklich wollen und wer Gleiches oder Ähnliches will. Wir entdecken bei dem Spiel auch, dass das, was wir wollen, in seiner Widersprüchlichkeit oft nicht erfüllt werden kann. „Suche selbstbewusstes, unterwürfiges

Kuschelweib", „suche kraftvollen, erfolgreichen Unternehmer, der mir den Haushalt führt und mir zu Diensten ist." Ich entdecke, hinter jedem Tun steckt ein Bedürfnis, aus jedem Bedürfnis entsteht ein Wunsch und mit jedem Bedürfnis, Wunsch und Tun verbinden wir ein Ziel. Unbewusste Ziele, für die wir uns einsetzen und kämpfen, führen zu Problemen.

Wenn die Frau entdeckt (oder es ihr auch gesagt wird), dass sie einen Erzeuger und Ernährer sucht, dann kann es sein, dass sie erst einmal sauer ist. Obwohl ihr Wunsch biologisch gesehen völlig natürlich ist. Wenn der Mann entdeckt oder gesagt bekommt, dass er gerne der Held sein will, dann wird er das vielleicht zunächst nicht wahrhaben wollen. Oder wenn er sich selbst beim Versuch erwischt, als toller Deckhengst aufzutreten: Peinlich! Obwohl sein Auftritt biologisch gesehen gar nicht verwunderlich ist.

Die ehrliche Antwort eines Porschefahrers auf die provozierende Frage: Brauchst du diesen Schlitten, um Frauen aufzureißen? Könnte sein: „Unbedingt brauchen nicht, aber es macht den Erstkontakt leichter." Viele teure Männerspielzeuge sind Deckhengstaccessoires. Die extremen Breitreifen an den Autos verschwanden fast wieder von den Straßen, als sich herumsprach, dass sie offensichtlich fehlende Deckhengstfähigkeiten verdecken sollten. Betroffene Frauen brachten das ans Licht. Aber ist das bei Frauen anders? Ihre Dekoration durch Bekleidung und Schmuck soll ja auch Signale setzen. Oder tragen sie es nur, weil es ihnen gefällt? Seltsam, dass unterschiedliche Dekorationen Unterschiedliches bewirken. Die Frau im Kellnerinnen-Outfit, schwarz-weiß, wirkt anders als die gleiche Frau in schlabbrigen Hosen, anders als in engen Jeans, anders als im Minirock. Im Minirock mit Höschen darunter wirkt sie wieder anders als im Minirock ohne Höschen. Da ist nichts besser oder schlechter. Es ist nur gut, um die Wirkung, zu wissen und sich nicht später zu wundern.

Wir erlebten dieses Mann-Frau-Thema auch im Wüstenretreat. Zwei Frauen fühlten sich von Männern aus der Gruppe bedrängt. Nach dem sie es deutlich mitgeteilt hatten, fragten sie eine andere Teilnehmerin: „Jetzt sag du doch auch mal was, wie geht es dir damit, erlebst du das nicht auch so?“ Ihr Blick ging von Gesicht zu Gesicht: „Also mir geht es mit allen hier gut. Ich genieße das gemeinsame Unterwegssein in einer großen Familie.“ In etwas ungehaltenem Ton wurde ihr erwidert: „Fein, Friede, Freude, Eierkuchen - und was ist mit den Männern?“ Darauf antwortete sie: „Gut geht es mir mit den Männern hier. Ich habe die Verbindung und den Austausch, den ich will und der mir guttut. Ich fühle mich respektiert. Und wenn ich es dir sagen darf, – ich habe mich auch nicht auf den Marktplatz begeben.“ „Willst du damit etwa sagen, dass ich …“ „Ich möchte, dass du hörst, ich fühle mich respektiert und mir geht es gut hier.“

Wenn es sowieso so offensichtlich ist, warum spielen wir es dann nicht offen? Weil wir dann auch die Verantwortung übernehmen müssen. Es gibt immer einen Sender und einen Empfänger. Es gibt nicht nur den Täter und das Unschuldslamm. Egal ob der Mann oder die Frau sich als Opfer erlebt – steh auf und schau dir das Spiel von oben an und erkenne deinen Teil und lerne zukünftig verantwortlich zu handeln.

Ab und an fällt es mir schwer zu glauben, was ich sehe: Da behandelt ein Mann seine Ehefrau jahrelang wie ein Stück Dreck. Dann verlässt sie ihn. Sie braucht das nicht mehr, sie hat es aus-gekostet bis zur Genüge. Plötzlich ist er der arme, enttäuschte Ehemann, der die Welt nicht mehr versteht: „Wie konnte sie mir das antun nach all dem, was wir gemeinsam gelebt haben. Sie ist doch der wichtigste Mensch in meinem Leben!“ Das mag richtig sein, sagt aber eher etwas über seine Unfähigkeit aus und über seine schräge Art, seine Bedürfnisse zu leben und seine Liebe auszudrücken, als über sie. Wenn sie allerdings sein Verhalten jahrelang erduldet hat, sagt es auch etwas über sie als Frau aus. Bei Nachfragen wird deutlich, dass er einen wesentlichen Teil der Erinnerung ausblendet.

In meiner Seminararbeit ist der erste Schritt bei der Begleitung von verlassenen Männern, Vertrauen herzustellen. Wenn Mann realisiert hat, dass ich ihm nichts Böses will, sondern ihn auf seiner Entdeckungsreise zu sich selbst begleite, kommt meist meine provozierende und ehrliche Frage: „Wann hast du begonnen, deine Frau zu verlassen? Wann habt ihr begonnen, euch zu trennen?“ Bald ist erkannt, dass das viele Jahre zurückliegt. Da begannen die Entehrungen, die Beleidigungen, da begann die Distanz. Oft ist man ehrlich überrascht, dass man doch so lange miteinander ausgeharrt hat. Dann kann die Entdeckungsreise beginnen. Was ist der Schmerz wirklich? Was zeigt sich da? Welcher Teil will was nicht wahrhaben? Diese Entdeckungsreise, dieses Neuverstehen wirkt auch in extremen Situationen lösend und heilend. Wenn Männer oder Frauen ihren ehemaligen Partner verfolgen oder gar bedrohen, wirkt das Neuverstehen erlösend. Sich in das was ist, in das Problem hinein entspannen. Das „JA“ zu dem Problem ist der erste Schritt. Dann sinkt man tiefer in das Untersuchen, das Erkennen. Schließlich zeigt sich das Leben neu, wandelt sich. Wir müssen da nicht hart und lange daran arbeiten, es braucht nur das Annehmen, das Erkennen. Daraus geschieht das Neue.

Dieses Gesellschaftsspiel, offen gespielt, führt zu Bewusstsein über das, was ich wirklich suche, zu Bewusstsein, was hinter den vordergründigen Wünschen steckt, führt zum Entdecken meiner Ängste und zum Entdecken meiner Botschaft, meiner Lebensaufgabe, meiner Mission. Mancher ist überrascht, was hinter seiner, bislang hehren verstandenen Mission für (scheinbar) vorerst niedere Beweggründe stehen und wenn er das angenommen hat, entdeckt er, was hinter seinen niederen Beweggründen für hohe Beweggründe stehen. Die Entdeckungsreise geht weiter und wir befreien uns dabei immer mehr von Illusionen, von Schuld, von Täuschungen und von altem Ballast. Wir entdecken, dass Beziehung etwas anderes ist, als wir dachten. Wir entdecken, dass das, was wir von einem Partner wollten gar nicht erfüllt werden kann. Wenn wir es von ihm verlangen und er versucht es zu erfüllen, dann „verheizen“ wir ihn.

In dem Gesellschaftsspiel gilt es die verschiedenen Ebenen des Suchens, der Sucht, der Sehnsucht zu entdecken und zu erforschen, auch die Ebenen des Geben-Wollens und Geben-Könnens. Schließlich entdecken wir die Ebene, wo wir nicht mehr suchen sondern Fülle haben und daraus geben und schenken und damit mehren wir die echte Fülle in uns und um uns und in der Welt.

Es gilt, die Ebenen hinter dem erlebten Mangel zu entdecken. Sich der Triebfedern bewusst zu werden und damit nicht mehr Opfer unserer Triebe zu sein, sondern selbst die Energien zu steuern und auszurichten. Dann wird sich Schritt für Schritt das entfalten, was sich unsere tiefste Sehnsucht wünscht, es wird klar, welche Partner wir brauchen und welche Bedeutung sie für unser Leben haben.

Der Freund, mit dem wir Fußball spielen hat eine andere Bedeutung als der Freund, der Philosoph ist, der Geschäftspartner hat seine Bedeutung und auch jeder Lieferant hat seine Bedeutung. Wir können ihn bewusster auswählen, wenn unsere Ansprüche und Erwartungen an ihn klar sind. Unsere Erwartungen an den Liebespartner werden klar, unsere Vorstellungen vom Lebenspartner entwirren sich, und auch der Part, den Kinder in unserem Leben übernehmen sollen und können, der wird plötzlich klar. Sie müssen nicht mehr darunter leiden, dass sie unseren Erwartungen nicht gerecht werden. Jeder Partner kann jetzt leicht seinen Part übernehmen, denn wir wählen bewusst und teilen unsere Erwartungen mit, was wir erst jetzt richtig können. Das bedeutet auch, sogenannte Unstimmigkeiten müssen nicht zu Verstimmtheit führen, sondern wir können diese untersuchen. Aus jedem Misston wird ein neuer Raum von Klarheit, von Bewusstheit, eine gute Stimmung entsteht. Jede Beziehung ist zunehmend besser gestimmt, aufeinander abgestimmt. Wir fühlen immer mehr und fühlen uns wohl und sind, zu Neudeutsch: „in-tune“, gestimmt, aufeinander eingestimmt. Spirituell Deutsch: angekommen im Raum des Seins. Schon wandelt sich die Hölle zum Paradies.

Das „Verletzt“-Spiel

In einer Beziehung gibt es eine Startphase. Zwei Augenpaare sehen sich an. Oh, ja da ist etwas. Dieses Wesen hat genau das dabei, was ich brauche und ich habe dabei was es braucht. Wir können so glücklich miteinander sein. Diese Augen sagen ja, signalisieren Bereitschaft. Jetzt kommt die Phase der Verliebtheit, der Euphorie. Wir geben alles, was wir haben: Zuwendung, Zärtlichkeit, Liebe, Sex, auch Geld. Wenn wir essen oder ins Kino gehen, will jeder für beide zahlen, es ist vollkommen egal, wer zahlt. „Eine Reise, fein, ich habe mehr Geld als du, das macht nichts. Du hast Probleme, das anzunehmen, warum denn, ich liebe dich doch!“

Nach einer Weile ändert sich das. „Wie kommt es, dass immer ich zahle und bald pleite bin? Außerdem fühle ich mich ausgebrannt. Gebe ich zu viel? Werde ich ausgenutzt? Ich muss da achtsam sein! Jetzt habe ich meinem Partner (meiner Partnerin) schon fünfmal eine Massage gegeben und er mir noch nie. Er sagt, er kann das nicht so gut wie ich. Aber so langsam müsste er es doch können. Ich warte noch ein bisschen. Aber es sagen, oh nein das ginge zu weit! Das muss er doch selber merken…“ Das ist eine neue Phase.

Unbekannt oder schon selbst erlebt?

Noch ein bisschen und schon fühlt man den Mangel und es folgen Vorwürfe. Jeder fordert vom Anderen, er müsste mehr geben, damit das Glück wieder da ist. Jeder versucht, weniger zu geben, weil der Andere ja auch zurückhält. Die Trennung ist klar vorprogrammiert. Es ist nur eine Frage der Art und der Zeit. Die Ralley geht weiter. Nun kommt das „Verletzt"- Spiel. Der gerade noch göttliche Partner ist plötzlich zum Teufel persönlich geworden. Die Trennung folgt und dann die Suche nach dem neuen göttlichen Partner – jedoch, welche Überraschung, mit dem gleichen Ergebnis. Je nach Fähigkeit dauert so eine Phase zwei Wochen oder auch 10 Jahre. Es ist das gleiche Spiel, nur ein anderes Tempo. Und dann stellt man fest: Alle Männer sind…. oder alle Frauen sind….

Ja was dann?

Konzepte und Vorurteile

Wir bilden uns ein, in so einer freien und aufgeklärten Zeit zu leben. Doch wie ist sie wirklich? Unsere ganzen Vorstellungen von Beziehungen, unsere ganzen Konzepte gehören auf den Tisch, auf den Prüfstand - erst mal erkannt, anerkannt und dann untersucht.

Was, da gibt es Konzepte!!?? Oh ja, sie sind uns allerdings so selbstverständlich im Alltag eingewoben, dass man viel Aufmerksamkeit aufbringen muss, sie zu entdecken.

Es gibt die groben, offensichtlichen Konzepte. Sprich doch einmal als Frau einen Mann an und sage: „Ich habe Lust auf dich!" So einen panischen Mann hast du schon lange nicht mehr erlebt. Denn das ist gegen die Regeln. Die Frau muss dem Mann das Gefühl geben, er hat sie erobert. Wenn ein Mann eine Frau dumm anbaggert, kommt das meist aus Hilflosigkeit. Er legt es unbewusst so an, dass es nicht zum Erfolg führen kann. Denn auch wenn der Wunsch da ist, ist aber die Angst, dass es tatsächlich klappen könnte, größer. Wenn er dann auch noch versucht, sie anzugrapschen, was wäre, wenn die Frau ihn an den Eiern packt, kurz kräftig drückt und sagt, „Na, noch alles in Ordnung?" und dann einfach weitergeht. Das ist gegen die Regeln. Frauen müssen empört sein und etwas Angst haben. So sind die Spielregeln. Oder zwei Frauen drehen sich zu ihm um und sagen, „Toll, so ein scharfer Mann!" und packen ihn sich. Der wird laufen, oder? Auch das ist gegen die Regeln. Dürfen wir in einer Beziehung einem anderen Mann/einer anderen Frau nachschauen und das genießen oder ist das Verrat? Wieso ist ein Mann etwas Besonderes, wenn er zwei Frauen hat, und warum heißt es von der Frau, sie „setzt ihm Hörner auf", wenn sie eine Affäre hat? Wieso ist es eklig, wenn zwei Männer sich im Arm halten? Und auf dem Fußballfeld, da dürfen sie es dann? Warum ist es weniger eklig, wenn zwei Frauen sich im Arm halten? Warum ist es eklig, wenn zwei 80-Jährige sich entdecken und zusammen eine Beziehung starten und gar noch Sex haben?

Das sind nur ein paar plakative, provokative Beispiele. Es gibt noch ganz viele von den groben und offensichtlichen Konzepten und Vorurteilen - und dann noch die fein eingewobenen, Konzepte und Vorurteile, die uns gar nicht bewusst sind.

Eros, Liebe, Verbindung zueinander wurde von der Kirche als schmutzig und sündig bezeichnet. Auch wenn ihr glaubt, mit der Kirche schon lange nichts mehr am Hut zu haben – untersucht doch mal, wo diese Botschaften noch überall mitspielen, in unserem Organismus eingewoben sind. Oder dürft ihr frei das machen, was sich stimmig anfühlt? Dürft ihr offen in der Welt stehen, euch mit euren tiefen Wünschen zeigen und dafür einstehen?

Dass Priester Kinder missbrauchen, ist natürlich eine Verfehlung der Priester – aber tatsächlich auch eine Verfehlung der Kirche. Warum? Nun, der Eros ist eine natürliche Energie. Und was passiert, wenn Menschen Nähe und Zärtlichkeit weder erhalten noch weitergeben dürfen? Es entsteht ein Defizit. Und was passiert dann? Man konzentriert sich immer mehr auf einfache Triebbefriedigung. Je unerfüllter ein Mensch ist und je unfähiger er wird, für seine Erfüllung zu handeln, desto niederer wird die Erfüllungsebene. Letztlich wird er zum Triebtäter. Hat nicht jeder einmal in einsamen Lebensphasen Triebtäter-Gedanken? Nein? Na ehrlich? Keine erotischen Gedanken bei Kindern, keine Gewaltgedanken bei Männern oder Frauen? Gedanken und Phantasien sind nach geltendem Recht nicht strafbar. Jedoch sind sie Vorboten und wenn wir sie wahrnehmen und eben auch begrüßen, dann können wir sie untersuchen und erkennen, was das echte Bedürfnis dahinter ist.

Ich behaupte, viele sogenannte Triebtäter sind geheilt, wenn sie lernen für sich zu sorgen. Wenn sie stattdessen weggesperrt werden und dann Ausgang erhalten – ich bewundere jeden Triebtäter, der dann nicht „rückfällig" wird, denn er steht doch jetzt noch mehr unter Druck als vor seiner Haft. Das ist kein Rückfall. Dieser bemitleidenswerte Mensch ist noch verzweifelter als vorher und hat keine Hilfe bekommen. Oft sagen Triebtäter: „Ich weiß selbst nicht, was da mit mir passiert". Ja sie sind Täter – jedoch gleichzeitig auch Opfer. Ein Opfer braucht Hilfe. Ist unsere Gesellschaft fähig, diese zu geben? Nein, sie hat das Problem nicht erkannt und deshalb kann sie nicht helfen. Das Problem unserer Zeit ist immer noch tabuisiert. Jedoch der Einzelne kann mit dieser Entdeckungsreise beginnen und für sich erkennen und neu handeln.

Was meint Franz von Assisi dazu? Er hat im Franziskaner Orden Regeln, die Eros feindlich sind. Er würde das heute als Fehler sehen. Warum? Nun, er hat wie andere „Heilige" erst ein anderes Leben gelebt und das voll: geliebt, gehurt, gesoffen hat wild gelebt und dann erkannt, da gibt es noch etwas. Er stand am Endpunkt seines Lebens, hat es bis zum Exzess getrieben. Dann ging die Türe auf und das alte Leben fiel ab. Der als Sex-Guru bekannt gewordene Bhagwan (Osho) predigte und lehrte: diese Ebene muss befreit und gelebt werden, dann verliert sie ihre Zwanghaftigkeit und geht weiter über in Feineres. Aussparen, vermeiden geht nicht. Heilig werden heißt: durchgehen, erlösen. Vermeiden führt zu Scheinheiligkeit. Und schon sind wir wieder bei Priestern, die Kinder missbrauchen. Der Übergang, die Transformation in Feineres kann bedeuten: kein Sex mehr. Es bedeutet aber auf jeden Fall eine andere Qualität von Begegnung. Keine Bedürfnisbefriedigung mehr, sondern tiefe Begegnung.

Es entsteht die Frage: Halten wir es aus, mit einem Partner in Stille ein, zwei Stunden vereint zu sein? Da beginnt „Liebe machen", es entsteht Liebe.

Willkommen auf der Entdeckungsreise. Es ist eine ganz neue Welt, die es da zu entdecken gibt. Neues erkennen, verstehen und erleben. Eros ist nur ein Teil davon, – jedoch oft der Schlüssel zu dieser neuen Welt.

Gemeinschaft, erfüllte Beziehung, erfülltes Leben

Was ist es, was uns im Leben motiviert und vorwärts treibt? Was ist unser tieferes Sein? Was ist es, wofür es sich lohnt, aufzustehen und aktiv zu sein, sich einzusetzen? Wofür geben wir unsere Lebenszeit und damit unser Leben? Was ist die tiefe Sehnsucht in uns? Ist sie bei jedem anders, individuell? Oder ist sie in der Tiefe unseres Seins identisch? Hat unser Sehnen mit dem Sinn unseres Hierseins auf dem Planeten Erde zu tun? Gibt es eine Scheu, eine Angst, für dieses Sehnen einzustehen? Wie geht es deiner Angst vor dem Alleinsein? Wie geht es dir mit Einsamkeit? Wie geht es deiner Selbstliebe? Was ist mit deinen Bewertungen, deinen Selbst-Verurteilungen? Fragen, die zu erforschen wertvoll sind. Wer sie sich stellt, sich ihnen stellt, riskiert eine Veränderung in seinem Leben. Und es stellen sich noch weitere Fragen: Wie kann Glück gelingen, wenn du dich selbst nicht liebst, wenn du deinen Körper be- und verurteilst? Möchtest du, dass jemand anders dich schön und liebenswert (der Liebe wert) findet, damit du dich selbst schön und liebenswert finden kannst? So wird es nicht gelingen! Wenn jemand dich entgegen deiner Überzeugung liebt und schön findet und mit dir den Tanz der Liebe tanzt, dann werden deine Muster und deine Überzeugungen alles dafür tun, Schritt für Schritt, bis du ihn überzeugt hast, dass er sich getäuscht hat und er erkennt, dass du weder liebenswert noch schön oder gar begehrenswert bist. Dir wird es gelingen, dass er dich verlässt und das Spiel kann von Neuem beginnen. Und damit: Willkommen im Kreislauf des Unglücks und des Leides.

Was ist eine erfüllte Beziehung?

Was ist das gelebte, geliebte Beziehungsnetz in der jetzigen Zeit? Erst einmal, was ist das, was offensichtlich nicht funktioniert und dem dennoch viele nachjagen? Die Illusion: Eine Beziehung befreit mich aus meinem Unglück, aus meinem Alleinsein, aus meinen Ängsten. Mit meinen Bedürfnissen und meiner Bedürftigkeit bin ich nicht mehr alleine, denn dann habe ich einen Partner, der meine Sehnsucht erfüllt, ohne dass ich mich wirklich damit zeigen muss. Er ist da und macht mich glücklich. Mein Seelenpartner, auf den ich solange gewartet habe und von dem ich immer wusste, er ist da, er ist gekommen und alle Probleme gehören der Vergangenheit an!

Dieser Beziehungswunsch ist so sinnhaft und realistisch wie die Prophezeiung: „2012 steigen wir alle automatisch zu einem höheren Bewusstsein auf und sind alle glücklich und in Liebe“. Nun, es ändert sich etwas. Die Zeit der Angst und der Gier als Erfahrungsraum hat ihre Aufgabe erfüllt. Wir gehen, wie es scheint, auf eine neue Bewusstseinsebene zu. Aber jeder muss diese Schritte für sich selbst machen. Er muss dazu sich selbst mit seinen Sonnen- und Schattenseiten urteilsfrei begegnen und mit allen Teilen tanzen, alle Teile integrieren. Das betrifft vor allem jene Schattenseiten, die man/frau schon immer loswerden wollte, wo es in 100 Seminaren nicht gelungen ist und in den nächsten 200 auch nicht gelingen wird.

Zur Entfaltung braucht es die Annahme aller unserer Teile, sie sind Teil von uns, sie wollen erkannt, wertgeschätzt, geliebt und integriert sein. Wir kommen aus der Ohnmacht in die Macht, und alle Teile können sich wandeln, neu entfalten, was immer jetzt sein mag. Wenn wir diese Schritte frei und willig machen, ist es leicht und fein. Wenn wir uns verweigern, kann es heftig und sehr leidvoll werden. Genauso ist es auf der Beziehungsebene. Die Beziehungen sind da, um uns in unserem Lernen, Erkennen zu fördern. Sie bringen, uns mit unserem erlösten Teil und ebenso mit unserem unerlösten Teil, mit unseren zerstörerischen Mustern, in Kontakt. Beziehungen sind dazu da, diese Muster sichtbar werden zu lassen. Im Licht der Erkenntnis, des Annehmens haben sie die Chance, sich zu wandeln und zu heilen. Durch das Gewahr-Sein verlieren die negativen Muster ihre Macht.

Glückliche Beziehungen sind Teil des Erlösungsweges. Im Auf und Ab dieser Beziehungen wird immer wieder das Gewohnte, der Komfortraum gestört und dadurch entsteht immer wieder Neues. Wer immer glücklich sein will, muss sich laufend wandeln. Beziehungen sind da, um uns in unserer inneren Entwicklung zu fördern. Ein Partner muss uns dazu provozieren, das im Dunkel-Liegende an- und hervorzurufen, um es im Licht der Liebe zu empfangen und es dann bewusst zu integrieren und wandeln zu lassen.

Und da sehe ich nicht nur einen Partner. Ich sehe ein Beziehungsnetz, ein Feld von Freunden und Förderern, die sich begegnen, sich aufeinander einlassen, sich 100 % diesem Erforschungsweg anvertrauen, mit allem, was sie haben und sind. Sie fordern und fördern sich damit bestmöglich auf dem „Weg nach Hause", auf unserem Weg, das zu sein, was wir wirklich sind: Liebe.

Würdigung und Respekt für den Anderen sind die Basis. Selbstverständlicher Bestandteil ist die tägliche Frage: Bin ich bereit, gehe ich auch heute diesen Weg, mag ich auch heute neu erforschen?

Auf dem Gemeinschaftsweg gibt es verbindliche Treffen, in denen wir uns mitteilen, uns hören und reinigen. Es gibt gemeinsame Meditationen, um zentriert zu sein, offene Räume für Begegnungen, Tanzen, Singen, Massagen, Zärtlichkeiten und Rituale. Keine Zwangsbeglückung, sondern offene und verbindliche Räume. Es gibt gemeinsames Tun, Arbeitsprojekte, in denen wir uns erleben und entwickeln. Alles sind Erfahrungs- und Erforschungsräume. Da ist Raum für unsere Bedürfnisse, unsere Wünsche und unsere Bedürftigkeit, Erfüllungsräume im Geben und Nehmen. Wir erkennen immer mehr, wie wir sie kreieren.

Darin kann es Zweierbeziehungen geben und auch offene Beziehungen, in Achtsamkeit. Die Themen, die hochkommen, so sie sich nicht wandeln und wiederholen, gehören in einen Kreis von mindesten drei Personen, um ein neues Licht darauf zu richten. Alle sogenannten Probleme sind Chancen, alle auftauchenden Verwicklungen sind Wachstumschancen für die Betroffenen, sowie für alle anderen auch. Hier gibt es eine Regel: Alles, wo ich alleine nicht weiterkomme, alles, wo wir in der Zweiersituation stecken bleiben, gehört in den nächst größeren oder in den großen Kreis und wir untersuchen es zusammen. Denn wir sind hier für die Lösung, die Erlösung. Und „unser Problem" ist nicht unseres. Viele andere haben ein ähnliches oder das gleiche Problem. Darin zeigt sich die Lernaufgabe. Miteinander geht das Gewahrsein und das Erkennen und Üben neuer Handlungsmöglichkeiten leichter und schneller.

Teil 3

Das Interview

Christian Salvesen im Gespräch mit Charles Kunow

Teil 3
Das Interview

Christian Salvesen im Gespräch mit Charles Kunow

Das offene Herz

Charles, was ist in deinem Leben das wichtigste Erlebnis in Verbindung mit Liebe gewesen?

Statt ein Erlebnis herauszugreifen, könnte ich wohl eher mein ganzes Leben als eine einzige Liebesgeschichte bezeichnen. Und doch: meine Geburt war eine besondere Liebeserfahrung. Ich wollte geboren werden, war bereit, wollte raus und kam raus, wurde begrüßt und geliebt. Das war eine Hausgeburt mit einer reifen, gelassenen, liebenden Hebamme. Die ersten beiden Jahre mit meiner Mutter waren Sein in Liebe. Das gab mir eine gute Basis und die Erfahrung, was möglich ist. Der Bruch kam mit etwa zwei Jahren, als ich meinen Willen bekam. Da begann der Kampf mit meiner Mutter.

Zu der Liebesgeschichte meines Lebens gehören nicht nur die Hochs, die Hochzeiten, sondern auch die Tiefs. Das sind Erfahrungsräume. Also, da ist nicht ein spezielles Liebes-Erlebnis, sondern das ganze Leben ist ein Erforschen des Seins mit der Frage: Was ist dieser Raum, nach dem wir uns so sehnen und der dem menschlichen Wesen gleichzeitig so viel Angst macht? Denn ab einem bestimmten Punkt von Nähe kommt ein besonderer Aspekt ins Spiel, nämlich die Selbstaufgabe. Will ich mich da lieber zurückziehen und bleiben wie ich bin oder will ich mich da hinein verschmelzen?

Das hat wohl schon jeder erfahren und das geschieht im alltäglichen Leben. Wenn wir als Beispiel zusammen arbeiten, gut zusammen arbeiten, dann entsteht eine besondere Dynamik und das Empfinden: wir sind ein Körper. Da findet Kommunikation ohne Worte statt, da ist eine Ausrichtung, und daraus entsteht eine innere Verbindung. Das Gleiche geschieht auf der Eros-Ebene, wo wir nicht mehr wissen: Da hört mein Körper auf und da fängt deiner an. Das ist einfach ein Verschmolzen sein.

Das ist der Gegenpol zum Menschen in Trennung. Einsamkeit ist ein Thema in unserer Kultur.

Du hast ja nicht nach meinem schönsten Erlebnis gefragt, sondern nach dem wichtigsten in Verbindung mit Liebe. Das wichtigste war in meinen ersten Liebes- und Eros-Erfahrungen, meine Sprachlosigkeit zu erleben. Ich konnte mich in entscheidenden Momenten nicht mitteilen, war gelähmt, da waren Scham und Angst, ich war sprachlos. Ich erlebte, wie daraus Missverstehen, Schmerz und

Trennung entstanden. Daraus ist mein starker Wunsch geboren worden: Ich teile mich mit in jeder Situation, offen, ehrlich, direkt. Ich lernte mich mitzuteilen und tue es. Ich möchte mich hier aufrichtig bei allen entschuldigen, für die aus meiner Lähmung, aus meiner damaligen Unfähigkeit, Schmerz entstanden ist. Und ich möchte mich bedanken, dass ich dadurch motiviert wurde und es heute kein Zögern gibt, mich mitzuteilen. Es war und ist ein Übungsweg.

Wenn du Bilder, Erinnerungen aufsteigen lässt, was war ein besonderes, schönes, tiefes Erlebnis?

Das ist noch gar nicht so lange her. Es war eine Verbindung, wo sich die Partnerin erst einmal auf die Langsamkeit einstellen „musste." Es war dann einfach ein stundenlanges ineinander Verweilen, jenseits von Raum und Zeit, tief berührend, verschmelzen in Stille. Es führte allerdings dazu, dass die Partnerin danach ein halbes Jahr Pause brauchte, um das Erlebte zu verarbeiten und bevor sie – oder das Körper-Geist-Seele-System – bereit war, mit mir weiter zu gehen. Das war eine sehr tiefe Berührung, auf der Herzensebene und auf der körperlichen Ebene. Und dann auch eine schmerzhafte Geduldsübung und eine Übung in Vertrauen. Vertrauen darin, dass es meine Bereitschaft braucht und das Richtige geschieht. JA - diese Verbindung entfaltet sich weiter und es ist wunderbar, was da jetzt an Sein und Tiefe möglich ist.

Es geht um diese Dimensionen, die den meisten noch verborgen sind und die es immer wieder neu zu entdecken gilt. Sie entstehen und öffnen sich aus der Langsamkeit heraus, aus der Bereitschaft, dem zu begegnen, was gerade ist. Ich sehe, dass in Sexualität viel Aktivität und Bewegung eingebracht wird, was dazu führt, dass die wahre Intimität vermieden und die Distanz, die Trennung aufrechterhalten wird. Wenn die Innigkeit gelebt wird, dann interessiert einen nicht mehr der ganze Hype, den unsere Kultur fördert - die Jagd nach Höhepunkten und Orgasmen. Da ist vielmehr alles da, es gibt nichts zu erreichen, nichts zu erzwingen. Es ist einfach. Und dieses Spiel, dieser Tanz, da selbst immer weiter zu gehen, zu erleben, zu erforschen, das erfreut mein Herz und nährt die Verbindungen.

Wie entsteht dieses Vertrauen – zwischen Partnern? Braucht das eine lange Anlaufzeit? Immerhin müssen ja beide Seiten bereit sein, das Funktionieren Wollen, dieses zu einem Höhepunkt kommen müssen loszulassen. Wie gelingt es, diese Entspanntheit zu erlauben, zusammen zu sein – ohne Ziel?

Normalerweise wollen die Partner beim Sex zum Höhepunkt kommen. Danach kommt meistens der Tiefpunkt. Das ist mit Schmerz verbunden, weil eine bestimmte Ebene berührt und dann wieder verlassen wurde. Jenseits von Orgasmen und von Ejakulation, das bedeutet, die Energie zu halten in einem sanften Zusammenspiel. Wir bleiben in diesem Energieraum, wir gehen zusammen weiter. Da geschieht keine Trennung. Auch wenn wir uns dann körperlich trennen. Da ist weiter tiefes Verbunden-Sein. Das ist erst einmal ziemlich überraschend und verwirrend, denn alle um dich herum spüren diesen Energieraum, in dem du bist. Du wirst plötzlich sehr attraktiv. Du berührst. Die einen sind dann einfach in Freude und Berührtheit mit dir. Bei anderen wird durch deine Energie die klassische Beziehungserwartung und Hoffnung erweckt. Da dürfen wir dann neu „Ja“ und „Nein“ sagen und Energien wandeln lernen. Wir lernen, wenn wir Beziehungserwartung bei dem anderen erwecken, sie liebevoll in den Arm zu nehmen, sie zu beglücken und doch zugleich der Beziehungserwartung keine Resonanz zu geben. Dann löst sich das wieder auf. Wenn unser Ego denkt, „oh toll, da liebt mich jemand“ und unser Ego darauf anspringt, dann marschieren wir wohl schnurstracks ins Drama hinein.

Wie entsteht in der Begegnung dieser Energieraum des da sein, präsent sein, offen sein, der Raum, in dem nichts passieren muss, jedoch alles passieren kann, wo es nichts zu tun und zu erreichen gibt? Durch Langsamkeit und ehrliches Mitteilen. Ich nehme auf, was der Partner mir mitteilt, nehme nichts persönlich, verstricke mich nicht in der Welt von falsch und richtig, sondern bin einfach mit dem anderen in Vertrauen auf der Entdeckungsreise.

Vertrauen, wie entsteht das?

Ich bin immer wieder überrascht, wie schnell bei Menschen, egal auf welcher Ebene und in welchem Zusammenhang, zum Beispiel bei unseren Touren in der Wüste, auch und gerade mit Kindern und Jugendlichen - immer wieder das Vertrauen zu mir da ist. Und wenn du mich fragst: woher kommt das, kann ich nur sagen, ich weiß es nicht wirklich. Ein Freund sagte einmal zu mir: „Naja, du hast ein offenes Herz, das findet man bei Männern nicht so häufig."

Da sein und lauschen, den anderen wahrnehmen, annehmen als das göttliche Wesen, das er ist, egal, wie er gerade erscheint. Ein liebendes Empfangen dessen was ist, das ist wohl die Basis von Vertrauen.

Mein System testet schon beim Gegenüber, ob er bereit und fähig ist, mich auf einer bestimmten Ebene zu empfangen und zu halten. Das hat sich gegenüber früher etwas gewandelt. Da war zunächst ein großer Raum von Berührtheit. Dann entzog sich das Gegenüber, es entstand eine Lücke und die Tendenz, da hinein zu fallen. Das bedeutet, da war von meiner Seite eine Erwartung, eine Bedingung. Heute merke ich, ich kann da sein in diesem Raum und dann muss von dem Gegenüber nichts passieren. Es ist schön, wenn das Gegenüber standhält. Die Angriffe, die in Partnerschaften oft geschehen sind oft ein Austesten, ob der andere dableibt oder ob er beim ersten Konflikt weg ist. Da ist heute bei mir eine große Gelassenheit da. Da kann beim Gegenüber alles Mögliche passieren und ich bin einfach da und mit dem in Verbindung, was wirklich ist. Ich hab da früher den Worten zu viel Bedeutung gegeben und war dann enttäuscht und entrüstet, dass die Worte nicht ehrlich waren. Nur, sie waren auf eine Art ehrlich, das Gegenüber meinte es tatsächlich, wusste es nicht besser und ich habe meiner Wahrnehmung, die etwas anderes wahrnahm, nicht vertraut, ich habe mich verraten und war dann sauer auf den anderen.

Du hast viel erlebt, besonders was die Sexualität und die Liebe angeht. Hat sich da in deiner Einstellung im Laufe der Zeit sonst noch etwas verändert?

Mein Blick auf das Sein ändert und erweitert sich dauernd. In der Hippiezeit gab es Phasen mit viel Eros und Sexualität, es gab aber auch die Mönchsphasen. Ich war damals bekannt dafür: „Zum Charles kann Frau kuscheln kommen!" Da ist kein Druck, da muss nichts passieren, da wird Frau einfach gehalten.

Es gab aber auch Phasen, schon mit zehn, elf, wo ich mit meiner Sexualität alleine war und auch später gab es Phasen der Einsamkeit. Ich verstehe das jetzt alles als Teil des Erfahrungs- und Forschungsweges.

Heute kann ich sehen, wie Männer unter Druck stehen und unter Druck versuchen, eine Frau zu finden, was natürlich nicht funktionieren kann, denn den „geilen Bock", den riecht Frau aus 20 m Entfernung und geht ihm aus dem Weg. Es gibt nur wenige Frauen, die den geilen Bock haben wollen. Weil der geile Bock die Frauen ja auch nicht würdigt.

Ich ermutige in meinem Begleiten (bei Einzelbegleitung, in Seminaren, bei den Wüstenretreats) Frauen dazu, in ihre Kraft zu gehen und dem Mann gegenüber klar zu sein. „Wenn ein Mann nicht vor dir niederkniet, vor deinem Tempel, vor deiner Yoni, vor deinem Geschlechtsorgan, wenn er diesen Tempel von dir nicht wirklich würdigt und ehrt, dann hat er darin nichts verloren!" Und Frauen verstehen das inzwischen sofort. Aber sie verstehen auch, dass sie da in der

Vergangenheit oft nicht achtsam mit sich selbst waren, sich selbst Schmerz zugefügt haben. Und sich dann später bewusst oder unbewusst bei den Männern rächen mussten. Schon sind wir im Krieg- und Dramaspiel. Diese Klarheit dient somit nicht nur der Frau sondern auch dem Mann.

Und diese Achtsamkeit – ich hab's mit meiner jüngeren Tochter erlebt, da war sie 19. Es gab einen 50-Jährigen, der sich in sie verliebt hatte und was von ihr wollte, sie aber nicht von ihm. Sie sagte mehrmals nein. Als der ihr dann weiter heiße Liebesbriefe schrieb, fragte sie mich, warum ihr das widerfährt und was ich meine, dass sie denn tun solle. Ich sagte: „Du bist eine schöne Frau, du ziehst die Aufmerksamkeit der Männer auf dich, du darfst entscheiden, ja oder nein!" „Ja, aber ich kann doch nicht einfach „nein" sagen, das tut ihm doch weh!" „Also, wenn du ihm nicht wehtun willst, dann musst du wohl mit ihm schlafen." „Na, das meine ich ja auch nicht." „Ja, was möchte er denn?" „Er möchte eine sexuelle Beziehung." „Dann kannst du dich entscheiden, entweder ihm weh zu tun oder dir selbst. Aber anscheinend zappelst du ja an seinem Angelhaken: Er sagt, wenn du „Nein" sagst, bin ich in ewigem Schmerz! Und da überlegst du dir, wie du es ihm nun Recht machen könntest. Dann bist du im Dramaspiel drin. Also, was hast du lieber – ihm scheinbar weh zu tun oder dir selbst Leid zuzufügen?" Ihre Antwort war klar, und jetzt kann sie klar antworten. Es war Freude für mich, mit ihr in dieser Offenheit darüber Austausch zu haben.

Für mich ist das sehr simpel: Wer nicht „Nein" sagen kann, kann auch nicht „Ja" sagen. Dieses „Nein" kann sich wandeln. Ich sage Frauen oft: Spür genau hin. Und wenn dein

Verstand, dein Herz, dein Solarplexus, dein Bauch und deine Yoni – wenn da nicht überall ein klares „Ja“ ist, dann ist es ein „Nein“!

Und dann höre ich von Frauen oft: „Dann gelte ich bei den Männern als Zicke.“ „Naja, sag ich dann, kannst es dir ja überlegen. Will ich mir Leid aufladen oder nehme ich stattdessen lieber in Kauf, als Zicke zu gelten? Was ziehst du vor?“ Ich als Mann ziehe es vor, lieber mit einer sogenannten Zicke zusammen zu sein, wenn das bedeutet: diese Frau ist klar und ehrlich. Etwas zu machen, um nicht ein bestimmtes Image zu bekommen, das ist ziemlich schmerzhaft.

Deine Frage war, ob sich in meiner Einstellung im Laufe der Zeit etwas verändert hat. Ja, ich bin weiter in einen Experimentierraum von neuer „Unverschämtheit“ eingetaucht, mit neuer Freude und in tiefer Verbindlichkeit. Mein Blick darauf sieht so aus: Unsere jetzigen Beziehungsmodelle tragen nicht mehr. Auf der neuen Ebene sehe ich Stämme, Gemeinschaften, die miteinander den Weg der Erkenntnis und des Erwachens gehen. Nähe, Zärtlichkeit, Füreinander da sein - das ist dann selbstverständlicher Bestandteil des Alltages. Auch für die Kinder ist man gemeinsam da. Von der jetzigen Trennung zu neuem tiefem Verbunden-Sein. Eltern haben eine besondere Bedeutung für die Kinder. Doch der Wert der Großeltern, der Onkel, Tanten und Paten ist ebenfalls lebendig. Die Großvater- oder Tanten-Rolle kann jeder einnehmen, die Blutsverwandtschaft spielt da keine Rolle. Wir leben in nährenden Beziehungsnetzen und in neuen Qualitäten des Miteinanders. Eine neue Liebes- und Lebenskultur entsteht gerade. Dafür gebe ich meinen Beitrag.

Langsamkeit üben

Hast du früher Versagensängste gehabt?
Was würdest du einem Mann empfehlen, der die langsame Art des Liebemachens praktizieren möchte?

Das ist mir gerade vor kurzem bei einer Frau passiert, da konnte ich den 15-Jährigen in mir spüren. Es hätte nicht viel gefehlt und „Mann" ergießt sich. Wir lagen angezogen nebeneinander. Mein Rat: Gewahrsein und Hinein-Entspannen, gemeinsam darüber lachen – egal ob es geschieht oder nicht. Den Teil gibt es nach wie vor und es ist ein Beobachten ohne Wertung. Einerseits stundenlanges Liebesspiel, andererseits kann es stimulierende Situationen geben, wo eine Ejakulation geschehen möchte.

Ja, ich erinnere mich an die Ängste. Das Einzige, was sinnvoll ist – und das ist schon eine ziemlich hohe Ebene – ist, sich mitzuteilen, ehrlich mitzuteilen was jetzt bei mir ist, dieses Risiko der Ehrlichkeit eingehen. Wenn's bei Männern heißt „der ergießt sich zu früh", da ist ja schon die Trennung, eine Verteilung von Schuld und Unschuld. Ich denke, jede einigermaßen geschickte Frau kann so ziemlich jeden Mann sehr schnell zum Ergießen bringen. Es ist ein Zwiespiel. Was es braucht, ist Langsamkeit. Diese gilt es zu üben. Männer bekommen da oft Panik. Frauen ab und an auch. Denn in der Langsamkeit geschieht sehr tiefes Berührt-Sein.

Wenn Frau gelernt hat, mit der Energie des Mannes zu spielen und der Mann in seiner Gier ist, sie wünscht ihn sich jedoch sanft und präsent - dann fährt sie mit der Hand kraftvoll über seine Schenkel, über den Lingam, und bringt die Energie zum Herzen. Sie macht das etwa fünfmal, ist präsent dabei, nimmt diese Energie und führt sie zum Herzen und in den ganzen Körper, dann erschlafft der Lingam und der Mann denkt: „Ja bist du denn eine Zauberin?“ Natürlich ist sie eine Zauberin! Sie spielt mit den Energien und stellt einen Raum her, wo Begegnung wieder möglich ist. Aber wenn Frau aus Angst den Penis weiter stimuliert, dann muss sie sich nicht wundern, wenn die Geilheit weiter wächst. Also: diese Energie annehmen, sie begrüßen und lenken. Wenn ich sie jetzt nicht brauche, wo gehört sie hin? Na, zum Herzen!

Es gibt so viele Spielvarianten, die ganz einfach sind. Es braucht nicht Angst, sondern Präsenz. Wenn die Angst kommt, gilt es sich einfach mitzuteilen: „Wenn du mich weiter so stimulierst, dann ergieße ich mich, magst du das?“ Auch fein ist einfach die Frage: „Wollen wir das jetzt?“, oder „was wollen wir?“. Und dann ist es ein Innehalten. Es wird zu etwas Gemeinsamen. Dann ist es ein „Hand aufs Herz“ – von der genitalen Energie weggehen, ein Verteilen der Energie auf den ganzen Körper – durch Streicheln und Berühren. Aber wenn natürlich in der Hilflosigkeit der Lingam weiter stimuliert wird, sorry, da ist es dann schnell „passiert.“

Und das ist ja auch okay, wenn „es passiert“ und Frau weiß: aha, jetzt ist ein bestimmter Druck bei dem Mann weg, und der Mann weiß es auch. Jetzt braucht er den Raum des Gehalten-Seins und der Langsamkeit. Und wenn Frau seine Manneskraft wieder haben will, naja, jetzt braucht‘s eine halbe Stunde genitale Pause, da kann Zärtlichkeit und Nähe sein. Nach einer Weile ist auch eine genitale Begegnung möglich, nun mit weniger oder gar keinem Druck.

Ich hab mal in einer Seminarrunde nachgefragt: Wie ist es denn für euch Frauen, wenn der Mann weich in euch ist? Und die Frauen meinten: „Oh, das ist sehr schön! Einfach sanft ineinander ruhen!“ Die Männer bekamen ganz große Augen. Denn es ist ihre größte Angst, dass sie in der Frau weich werden. Aber genau das ist ja der Punkt: Gemeinsam dahinein entspannen, verbunden sein und bleiben, dann kann nach einer Weile wieder der Stimulus kommen, der Lingam richtet sich wieder auf und wird hart. Aber vielleicht braucht es das in dem Moment gar nicht! Wir haben oft sehr enge Vorstellungen, was für eine Performance wir hinlegen sollen und müssen. Vielleicht gibt es so eine Performance gar nicht?

Es ist wichtig, zu kommunizieren. Doch die Verunsicherung sagt dann: „Musst du jetzt in dem Moment auch noch reden!“ Genau in diesen Momenten der Scheu gilt es langsam zu werden und sich auszutauschen und zu lauschen. Was ist mit mir, was ist mit dir? Wie fühlt es sich an? Auf den anderen lauschen, seine Mitteilung hören und nichts korrigieren, nichts ändern müssen, lauschen, wie der andere es erlebt. Oder auch bemerken: Ich fühle, wir trennen uns gerade! Wollen wir das?

Wir trennen uns oft - besonders in der Sexualität - und ziehen irgendetwas durch, danach bleibt Schmerz. Statt Liebe haben wir Schmerz „gemacht.“. Sexualität ohne Herzkontakt ist „Aua“ auf allen Seiten. Unsere „Systeme“ reden doch miteinander: der Verstand, das Herz, der Bauch, die Yoni und der Lingam. Die Yoni sagt dem Lingam, wenn sie ihn gar nicht oder sanft oder kräftig haben mag. Aber traut sich Frau, dem zu zuhören? Traut sich Mann, dem zu zuhören? Die Männer sind ja erschrocken, wenn der Lingam plötzlich vor der Yoni erschlafft. Sorry, das war womöglich die Botschaft der Yoni und der Lingam hörte einfach aufmerksam zu und folgte! Nur der Verstand will die Performance durchziehen. Der Lingam spricht mit der Yoni? Das ist vielen unbekannt. Und anstatt zu lauschen und zu folgen und damit jetzt zu sein, fragen sich wohl beide, ganz heimlich, was habe ich falsch gemacht und baden womöglich in Schuldgefühlen.

Ja einfach nochmal:

Eros ist gelebte Liebe auf allen Ebenen. Wenn wir aus dem Leistungssex ausgestiegen sind und beginnen, uns zu genießen, wenn Ejakulation und Orgasmus kein Ziel mehr sind, wenn es „Sein in Liebe“ ist, dann spielen wir sanft miteinander, dann erforschen wir, dann kann alles sein. Es gibt nichts mehr zu beweisen, nichts zu erreichen. Wir sind. Wir spüren uns. Und dieses Sanft-Berührt-Sein, diese tiefe Verbindung, die dann entsteht, führt uns in den Raum von Ehrlichkeit und Offenheit, indem keine Erwartungen zu erfüllen sind, nur Sein in Liebe.

Die Schule der Liebe

***Und wo kann man das lernen?
Fehlt uns nicht eine „Schule der Liebe"?***

Ja, dass die gelebte Liebe neu zu kreieren ist, ist wesentlich für Liebe und Frieden in der Welt. Es beginnt im Kleinen bei uns. Bei mir, bei dir, bei uns und kann sich dann weiter ausbreiten und gelebt werden. Es ist ein Lernen wie bei anderem auch. Mit guten LehrerInnen geht es leicht. Es gibt etliche Seminare, wo das erforscht und praktiziert wird, speziell im Tantrabereich. Es gibt da aber auch Angebote, wo es um einen Sex geht, der in der angebotenen Form nichts mit Tantra zu tun hat. Tantra ist eine Lebenshaltung, und die hat viel mit Achtsamkeit, Langsamkeit, Erforschen und Erkennen zu tun hat. Der klassisch tantrische Weg, der bei uns nicht so verbreitet ist, enthält 10 Prozent Sexualität und nicht 90 Prozent.

***Und was ist dieser klassisch tantrische Weg?
Kannst du da Schulen oder Namen nennen?***

Schulen oder Trainer zu nennen, ist für mich im Moment nicht möglich. Einfach prüfen, was dich anspricht. Die Trainer anrufen und deine Fragen stellen. Ich habe wenig Einblick, was verschiedene Leute anbieten und lehren. Oft lacht mein Herz nicht bei dem, was ich sehe und höre. In meiner Arbeit ist der tantrische Weg eingewoben. Es ist auch immer ein Erforschungsweg, eine Entdeckungsreise. Ich trage in mir die Vision eines Drei-Jahres-Trainings, mal sehen, wann sie geboren wird.

Ich möchte das Thema Tantra etwas allgemein skizzieren: Es geht darum, alles, alle Emotionen und Gefühle da sein zu lassen, zu akzeptieren, unmittelbar zu fühlen, uns wahrzunehmen und gewahr zu werden, wie wir der Welt begegnen. Sehen, spüren, was da geschieht, was wir da projezieren, wo unsere Ängste sich zeigen, wie und warum. Erleben, entdecken, wo unsere Freude, Kraft, Ekstase wartet. Auch Ängste und Eifersucht sind willkommen. Aber es wird erforscht, um ein tiefes Verstehen zu „erringen."

Im klassischen Tantra wird man von einem Partner in diese Räume von Erfüllung durch Fülle geführt, die man vorher nicht kannte. Man macht dieses Erleben natürlich von diesem Partner abhängig. Schritt für Schritt erfahren wir dann, dass es nicht von einem Menschen abhängig ist. Ängste lösen sich auf, Abhängigkeitsmuster wandeln sich. Spannung weicht der Entspannung.

Bist du selber auch so eingeführt worden, hast du das selber so erlebt?

Ja. Zum Teil wurde mir es erst später bewusst, dass die betreffenden Menschen Lehrer für mich waren. Teilweise geschah es in Seminaren, teilweise einfach in Begegnungen, wo der Partner diese Reife mitbrachte. Ich hatte meinen ersten spirituellen Lehrer, als ich 15 Jahre alt war. Ich habe ihn aber erst viel später als solchen erkannt und benannt. Damals war er einfach ein Freund auf dem Weg. Von ihm durfte ich viel lernen, von Meditation über Makrobiotik, Heilen, I-Ging bis zur Selbsterforschung. Er war einfach an meiner Seite. Ein Lehrer, der nicht missionarisch war. Wir lebten zusammen in einer WG - einer Wohnung mit vier großen Zimmern. Er fragte, ob er auf dem Kohleofen in unserem Zimmer Chapatis – das indische Fladenbrot - backen dürfe und am nächsten Morgen aß die ganze WG mit Begeisterung seine Vollkorn-Chapatis. Keine Bekehrung. Wir waren einfach neugierig und er geduldig.

Hat er dich auch in Tantra eingeführt?

In die Lebenshaltung des Tantra ja, in die erotischen und sexuellen Teile nein. Das geschah später auf unterschiedliche Art und nicht durch ihn.

Wie geschieht der tantrische Lehr- und Lernweg?

Im klassischen Tantra ist es ein Klosterweg. Du bist in einem geschützten Raum, mit verschiedenen Übungsebenen. Und auf einer dieser Ebenen führt dich ein Wesen dahin, wo du noch nie warst: in hohe Erfüllungsräume. Du erlebst Liebe und Projektion. Du meinst: nur mit diesem Wesen kann ich diese Welt erleben und bewohnen. Doch dieses Wesen entschwindet. Du gehst durch Schmerz und Verzweiflung. Da ist eine Herzverbindung, eine Sehnsucht, die sich nicht so erfüllt, wie du es dir vorstellst.

Wenn du durch den Schmerz durch bist, dann taucht ein anderes Wesen auf, das führt dich auf weitere unbekannte

Ebenen. Und wenn das drei, viermal geschehen ist, dann entsteht in deinem System das Wissen, die Erfahrung, dass dieser Raum personenunabhängig ist. Das passt natürlich zu unserem westlichen Überzeugungs-, Glaubens- und Erziehungsmodell überhaupt nicht. Da wird der eine Liebes- oder Seelenpartner gesucht, der alles erfüllen soll. Der arme Partner, was der so alles machen muss! Das kann nicht gelingen.

Im klassischen Tantra geht es weiter. Vereinfacht ausgedrückt, lernst du jetzt, diese Ebenen selbst ohne persönliche Bindung zu betreten. Alleine. Und dann – im nächsten Schritt – erwirbst du die Fähigkeit, andere in diese Ebenen zu begleiten. Du bist dann ein Tänzer, der in diesen Räumen, Ebenen zwischen den Welten tanzt, du verbindest die Ebenen.

Und wenn zwei erfahrene Wesen zusammen kommen, dann ist es nicht so, dass zwischen den beiden etwas passiert, sondern sie betreten auf einer höheren Ebene einen Raum, den Raum Sein und Liebe. Dieser hat bestimmte Bedingungen. Sobald ich an den anderen Forderungen stelle, Bedingungen habe, „Plopp", fallen wir aus dem Raum raus. Wenn ich in der Hingabe bin, öffnet sich die Tür zum Raum der Liebe. Er entsteht, webt sich.

Eigentlich ganz einfach, und doch wohl den meisten unbekannt. Sie meinen, sie könnten die Liebe erzwingen, etwa durch einen Heiratsvertrag, der regelt, dass wir uns gegenseitig glücklich zu machen haben.

Auch Seminarteilnehmer, hier im Jonathan, erzählen mir oft von ihren wundervollen Erfahrungen hier und dass sie überzeugt sind, wenn sie hier leben würden, wären sie immer glücklich. Ich erlaube mir zu widersprechen: „Nein, wenn du hier lebst, gehst du durch Himmel und Hölle. Du begegnest deinen Themen hier, intensiver als sonst wo!“ Bei vielen ist die unbewusste Annahme: Ja, ich war doch hier so glücklich. Ich muss somit hier immer glücklich sein. Wenn ich dann doch unglücklich bin, dann haben die Anderen etwas falsch gemacht.

Es braucht das wirkliche Sich-Einlassen auf diese Erforschungsreise, bereit sein, den hellen und dunklen Teilen zu begegnen und sie beide kennen zu lernen, bereit sein, den inneren Dämonen zu begegnen und mit ihnen zu ringen.

Um auf das Thema Sexualität zurückzukommen: Wenn wir anfangen, uns wirklich zu berühren, zu begegnen, dann kommen auch alte Schmerzen, alte schmerzhafte Erfahrungen hoch. Und ich merkte: Für viele weibliche Wesen – da ist mein Erfahrungsraum größer als mit Männern – ist es wichtig, dazubleiben, wenn dann Tränen kommen. Das System will sich sofort wegdrehen und denkt, jetzt störe ich die Performance. Für viele ist es das erste Mal, dass sie damit angenommen sind und merken: Ah, und da fängt für mich Liebe an. Da darf ich mit allem da sein. Da kann Lachen kommen, da können Tränen kommen, da kann alter Schmerz kommen. Und dieses „Ja“, dass alles da sein darf, das ist so bereichernd. Für mich, in der Vereinigung, wenn Tränen kommen und beide zusammen in Tränen sind, ist das ein so tief berührender Raum. Habe den Mut, den auszuhalten. Gehe nicht in die Verwirrung und in Gedanken wie: „Ich habe etwas falsch gemacht.“ Wenn wir auf unseren Bauch hören, ist alles bestens. Der Bauch sagt: „Alles ist gut, sei damit!“

Dieses Vertrauen zu nähren und zu fördern – wenn du fragst, wo kann man das lernen: In unseren Wüstenretreats. Hier geht es zwar nicht um Sexualität, weil jeder für sich da ist, sich neu begegnet. Trotzdem ist da ein tiefes Miteinander und ein tiefes für sich Sein. Diese Ebenen, von denen wir gerade sprechen, die werden da sehr wohl berührt. Mit mir zu sein, in Langsamkeit mit den anderen zu sein. Und dieses Klar-Sein im Ja-Nein, spiegelt sich in allem.

In den sogenannten spirituellen Kreisen ist es ja normal, dass man sich umarmt. Und ich sag: Nee, bitte nicht als Automatismus! Schau, spür immer genau, was jetzt für dich stimmt. Mache ich es nur, weil es alle machen? Weil es die Norm in der Szene ist? Spüre für dich, sei ehrlich und handle so. Es kann sein, dass wir uns heute in den Arm nehmen, sehr saftig, und morgen nur unsere Augen grüßen. Es geht darum, diesen Mut zu haben, authentisch zu sein. Gar nicht zu wissen, warum will ich das jetzt so, sondern einfach hin zu fühlen und dann das geschehen zu lassen, was jetzt stimmt. Und wenn der andere das persönlich nimmt, das bei ihm lassen. Da ist nichts Persönliches daran. Es ist jetzt das, was für mich richtig ist. Wenn wir es nicht tun, verleugnen wir uns selbst – dann geht das Vertrauen verloren.

Das ist auch in der Partnerschaft so. Das Ehebett ist der Tod jeder tiefen Beziehung. Wenn sie oder er sagt: „Du, heute Nacht mag ich für mich sein“, – das ist für viele wie eine Scheidung! Ich mag kuschlige Nächte. Aber ich brauch ebenso Raum für mich. Wir verlieren uns sonst. Veräußern uns, anstatt uns zu verinnerlichen. Wenn wir aus unserem Raum in den gemeinsamen gehen, dann bekräftigen wir diese Räume. Sind wir jede Nacht zusammen, egal was unser System jetzt mag, dann geht die Energie weg. Da brauchen wir uns dann nicht zu wundern.

Ich liebe kuschlige Nächte ebenso wie alleine unter freiem Himmel zu schlafen. Da ist nichts besser oder schlechter. Die Frage ist, was ich jetzt brauche. Ich nenne das „gesunden Egoismus". Für mich sorgen. Und wenn der andere damit ein Problem hat, dann muss er da durch gehen. Andernfalls vermeiden wir den Konflikt und opfern damit die Beziehung. Wenn der Partner das persönlich nimmt, als Ablehnung empfindet und sich fragt, was er falsch gemacht hat: Lass es ihn bzw. sie erleben! Steh' für deinen Raum ein, sei für dich, und dann geh' auf ihn/sie wieder zu, wenn es für dich stimmt, und dann merkt er, dass eine neue Kraft da ist. Kreiere dann diesen Raum von Begegnung mit deiner ganzen Liebe, die jetzt fließen mag. Übernimm die Führung, seid innig miteinander und wenn es Zeit ist, sei wieder für dich. Die Ehrlichkeit ist ein wesentlicher Aspekt der tantrischen Lebenshaltung. Diese Ehrlichkeit, sich wirklich für das einzusetzen, was jetzt stimmt und dabei mit dem anderen im Herzen verbunden sein.

Ehrlichkeit und Treue

Es ist ein Unterschied, ob man den Anderen bedingungslos hält oder ob man eine Beziehungsverpflichtung erfüllt. Dieser Raum von Ehrlichkeit ist grundlegend. Wir haben Angst, der Partner verlässt uns, wenn wir ehrlich sind. Ja, das Risiko besteht. Jedoch wenn wir unehrlich sind, verlassen wir ihn und uns, dann sind wir verlassen, auch wenn wir weiter zusammen sind. Die Ehrlichkeit erlebe ich als Basis einer Verbindung und eines glücklichen Lebens.

Die Frage, ob der Mensch ein monogames Wesen ist, bewegt viele. Nach meiner Überzeugung ist er es nicht. Gerade Frauen beginnen zu entdecken, dass sie ihre Liebe offen und verbindlich teilen wollen. Es gibt allerdings die Vermeidungstendenz, wo wir ständig auf der Flucht und auf der Jagd nach dem idealen Partner sind. Das meine ich nicht. Ich spreche von einer tiefen Verbindung, in Treue und Offenheit. Nur, was ist Treue? Die Treue daran festzumachen, dass ein Lingam keine andere Yoni besuchen geht, oder die Yoni keinen anderen Penis, sehe ich als sehr reduziertes Treuebild. Treue bedeutet, wirklich für den Anderen da sein – in guten wie in schlechten Zeiten. Stehe ich zu ihm, unterstütze ich ihn, bin ich ihm ein echtes Gegenüber?

Ein Beispiel aus der letzten Zeit: Eine „alte" Freundin suchte nach 25 Jahren den Kontakt zu mir. Sie hatte Krebs im Endstadium. Es war für mich gar keine Frage, dass ich für sie da bin, mit Freuden. Statt der 2 Monate, die ihr die Ärzte gaben, hat sie noch eineinhalb Jahre leben dürfen. Sie durfte dabei etliche Sachen erlösen, war mit mir in der

Sahara, durfte sich dort neu erleben und erkennen, Frieden mit sich und der Welt schließen. Dann war es auch okay für sie zu gehen. Es war für mich ein Geschenk, sie nochmal ein Stück des Weges begleiten zu dürfen. Und das bedeutet für mich Treue: für den anderen da zu sein. Von daher bin ich ein sehr treuer Mensch.

Was den Besuch des Lingams in einer anderen Yoni betrifft, da geschieht ja sehr viel im Verborgenen, das heißt: Es wird gelogen. Und auch hier ist Ehrlichkeit die Basis für mich. Ich habe längere Zeit in Monogamie gelebt und auch in einer Dreierbeziehung, aber alles in einer Offenheit und Ehrlichkeit. Ich mag nicht in Lüge sein, unser System verkrampft sich dann. Das habe ich mir und anderen nie angetan. Der Mut zur Ehrlichkeit ist ein wichtiger Aspekt in jeder Beziehung. Wenn wir damit begonnen haben, wird es immer leichter und wir fragen uns, wieso es jemals in unserem Leben den Stress der Lüge gab. Nichts lockt uns dann mehr dahin zurück.

Und wenn ich merke, hoppala, da ist jemand, der mich anzieht und da kommt ein „Ja“ vom anderen, einfach wahrnehmen. Es gibt keinen Grund, da sofort darauf anzuspringen, da ist keine Not, keine Eile. Wenn der Partner in seine Angst geht, nur weil mich etwas anderes erfreut, gut, lass ihm seine Angst.

Da war und ist diese wunderbare, nahe, lehrreiche Beziehung mit Dagmar – sie kam aus einer Beziehung mit 5 Männern, die nicht alle offen waren, und ich aus einer Beziehung mit 3 Frauen. Es wandelte sich. Und wir wollten, auch aufgrund unserer bisherigen Erfahrungen, sehen, wie wir uns „vereinbaren“ können, welche Spielräume wir uns gegenseitig zugestehen, schenken wollten. Es entstand diese Vereinbarung: Zärtlichkeit, Berührungen, auch erotische, der Raum ist frei, der kann mit anderen einfach geteilt werden. Der Bereich der genitalen Vereinigung ist für uns beide reserviert. Und wenn dann ein anderer Wunsch kommt, dann sitzen wir vorher zusammen und untersuchen das. Und diese Zeit des vorher zusammen Sitzens – was ist da, wie fühlt sich das an, was will da gelebt sein? – die nehmen wir uns. Drei Tage gönnen wir uns als Zeit des Erforschens, bevor wir mit jemand anderem eine genitale Verbindung eingehen. In den vier Jahren unserer sehr nahen Verbindung tauchte diese Frage nie auf. Das hatte damit zu tun, dass wir etwas vereinbart hatten, was für uns stimmte. Bei einem Versprechen wie „bis dass der Tod uns scheide“– da hätte jeder von uns nur lachen können. Auch zu sagen: „Es ist alles frei und offen!“ stimmte ebenso nicht. Aber diese getroffene Vereinbarung war für uns damals richtig und es gab eine schöne Entspannung da hinein. Wir haben heute noch eine nahe, ehrliche Verbindung mit sehr offenem direktem Austausch.

Kinder, Eltern, Onkel und Tanten

Für viele Partner gibt es noch andere Verbindlichkeiten, wie zum Beispiel gemeinsame Kinder. Du sprachst vorhin von deiner Tochter, hast du noch mehr Kinder?

Na ja, was bedeutet „haben"? Habe ich sie, haben sie mich? Ich bin leiblicher Vater von sechs Kindern mit vier Müttern. Ich habe bei gemeinsamen Reisen auch für andere Kinder die Vaterrolle eingenommen.

Wie steht es da jetzt? Ist da eine Verbindlichkeit – zu den Müttern und den Kindern?

Ja. Es braucht natürlich immer zwei Seiten, aber von meiner Seite besteht dieses Angebot. Da gibt es fließende Verbindungen. Mein Jüngster, der Jonas, ist jetzt 12, der Älteste ist 37 und die älteren Kinder sind längst draußen in der Welt. Es ist eine der Aufgaben der Eltern, dazu beizutragen, dafür zu sorgen, dass die Kinder auf eigenen Beinen stehen, dass sie lebensfähig sind. Das erste Lebensjahr halte ich für besonders wichtig, da entsteht das Vertrauen. Das bedeutet da sein, Nähe, Verbindung, am Körper getragen sein, im Tragesack ist ideal. Wichtig ist ein nährendes Beziehungsnetz. Das Alleinerziehen ist ziemlich heftig – für die Kinder, für die Mutter, für den Vater. Auch bei einer Paarbeziehung, wo der eine ja meistens nicht da ist. Kinder brauchen, um sich entfalten zu können, ein Beziehungsnetz, in dem unterschiedliche Menschen unterschiedliche Aspekte erfüllen. Das gilt auch für uns Erwachsene.

Ich kenne es aus meiner Kindheit, auf dem Lande, wo ich von verschiedenen Menschen Input bekam. Mir fällt ein Optiker ein, bei dem ich nach der Schule vorbeikam und ihm öfter ein, zwei Stunden bei der Arbeit zusehen durfte und auch kleine Arbeiten übernahm. Das war bereichernd für ihn und für mich. Wir unterhielten uns, er konnte mir etwas zeigen, die Onkelrolle passte gut zu ihm. Menschen, die einen starken Kinderwunsch haben, aber bisher nie etwas mit Kindern zu tun hatten, empfehle ich, eine Onkel- oder Tantenrolle zu übernehmen. Ein Leben mit Kindern ist ein anderes, neues Leben. Kinder sind kein Spielzeug, das man in die Ecke stellen kann. Da fängt ein neues Kapitel im Leben an. Man muss sich auf sie einlassen, für sie da sein. Man kann sie nicht einfach abschalten. Wenn sie nachts um 3 Uhr anfangen zu schreien, dann haben wir für sie da zu sein. Das ist wunderbar, auch wenn da erst ein Widerstand ist.

Mein Gefühl ist, dass wir gerufen sind, neue Formen des Zusammenlebens zu kreieren und zu leben, neue Stämme, Gemeinschaften, in denen wir zu Hause sind.

Es gilt, die verschiedenen Beziehungsebenen zu unterscheiden: Wo ist die Elternrolle und wo die Liebesbeziehung? Viel Schmerz entsteht dadurch, dass die sich verändernde Liebesbeziehung als Druckmittel auf der Elternebene benutzt wird. Da gilt es besonders achtsam zu sein. Tolle Eltern zu sein bedeutet nicht, dass die Eltern miteinander Sex haben müssen und auch nicht, dass die Liebesbeziehung auf der erotischen Ebene da ist. Es ist hilfreich, wenn auf der Herzebene eine schöne Verbindung da ist und die Eltern über diese Herzverbindung für die Kinder da sind. Aber da kommen oft unerlöste alte Verletzungen hoch, die man mit dem Partner nicht löst, sondern weiter füttert – was dann zum Drama führt.

Für mich ist es immer eine Freude zu sehen, wenn Paare durch eine Veränderung gehen und dann in der Liebe miteinander sind und auch die Elternebene erfüllt leben. Wenn der Partner mit einem anderen Partner auf der erotischen Ebene glücklich ist, braucht das uns nicht zu hindern, auf der Elternebene glücklich zu sein.

Allerdings: Oft werden Kinder gezeugt, um einer Trennung vorzubeugen. Das ist kein Erfolgsrezept.

Gefühle ausdrücken und lauschen

***Die gängige Meinung – ein Klischee – besagt,
Männer reden zu wenig, Frauen zu viel.
Welche Bedeutung hat für dich das Gespräch in einer
Beziehung – beim Liebemachen und allgemein?***

Frauen behaupten häufig, Männer würden ihre Gefühle nicht ausdrücken. Gefühle haben und Gefühle in Worten ausdrücken sind zwei verschiedene Sachen. Die Frauen reden angeblich mehr über ihre Gefühle, was aber nicht heißt, dass sie mehr Gefühle haben oder stärker fühlen als Männer. Männer sind wohl scheuer mit Gefühlen, auch mit dem Zeigen von Gefühlen. Gefühle entziehen sich ja auch weitgehend einer Beschreibung, sie lassen sich nicht leicht in Worten ausdrücken. Wenn Mann und Frau während der Vereinigung etwas in Worten zum Ausdruck bringen, dann würde ich das nicht als Gespräch bezeichnen. Bei einem Gespräch könnte man auch an Diskussion denken. Doch hier geht es um ein tiefes Mit-teilen und um Lauschen.

Es braucht auch hier Zeit, Langsamkeit, zwischen dem, was der eine sagte und dem, was der andere antwortet. Wenn Mann etwas tut, was Frau nicht gefällt oder weh tut und umgekehrt, da ist ja zunächst nichts falsch daran. Wir sind ja auf einer Forschungsreise, sind dabei, uns zu erforschen. Da gehören sogenannte Fehler, Fehlschritte dazu. Eine Berührung, die dem einen Freude macht, kann für einen anderen schmerzhaft sein. Manche Frauenbrüste wollen fest angefasst werden, andere brauchen eine ganz sanfte

Berührung. Und es gibt Phasen in der Begegnung, da wollen sie ganz achtsam und dann wieder fester berührt sein. Natürlich können wir das bei der Berührung „hören" – meistens jedenfalls. Aber wenn Frau in ihrer Kommunikation noch nicht so klar ist, dann kann es sein, dass Mann nicht richtig hört. Und umgekehrt, wenn Mann noch nicht so geübt ist im Lauschen auf den Körper der Frau, „überhört" er manches. Wenn Frau sagt „sanfter", dann übt er sanfter. In meinen Kursen sage ich zu den Frauen: Vielleicht musst du es hundertmal sagen, bis er es gelernt hat – lass ihn doch erforschen. Vielleicht übertreibt er es auch mal mit der Langsamkeit und Sanftheit, da braucht Mann die Führung, um den Eros neu zu erforschen, ebenso auch die Frau. Da ist unsere Kultur noch sehr am Anfang.

Bei den Indianern gab und gibt es die Elders - die Älteren, Erfahrenen, deren Aufgabe es ist, den erwachenden Eros bei Jugendlichen zu begleiten. Voraussetzung dafür ist die eigene Erfülltheit, das eigene jenseits von Begierde und in der Fülle und Freude sein. Die Begleiter bereiten den Jungen und Mädchen den Erfahrungsraum. Den Jungs wird vermittelt: „Das bist du, das sind deine Wünsche, Bedürfnisse, Gelüste, da ist deine Gier und da deine Zärtlichkeit. Das ist die Frau, das Weib, das mag sie, das macht ihr Freude, so mag sie berührt sein und so auch nicht".

Es wird das Vertrauen geschaffen, der Raum des Fragens, des Hörens, des Austausches, der Raum sich mit allen Gelüsten und Ängsten zu zeigen. Und natürlich: So spiele ich mit meiner Energie, so ergieße ich mich und so halte ich sie. So bin ich das Opfer und so der Gestalter dessen, was geschieht. Die Entdeckungsreise im Innen und Außen wird geleitet bis zur Reife. Das Gleiche für die Mädchen, die jungen Frauen: Das bin ich, da spüre ich mich, da erwache ich, so entsteht meine Freude, meine Ekstase und so lasse ich sie geschehen – so teile ich mich mit, so werde ich gehört, so bringe ich den Mann zum Erguss und so spielen wir mit der Energie, bauen sie Schritt für Schritt weiter auf. So sind wir Gestalter und Meister dessen was geschieht.

Eigentlich ganz natürlich, oder?

Nicht nur in der Indianischen Tradition gab und gibt es diese Begleitung, dieses Lernen. Es war an sich in allen geistigen Hochkulturen selbstverständlich, das Erwachsenwerden bewusst zu begleiten. In unserer westlichen Kultur jedoch steht Kopfwissen im Vordergrund. Die Frage, wie ich ein ganzer Mensch mit allem, was dazu gehört sein kann, ist immer noch kaum beachtet. Da braucht es die Rückbesinnung, wenn wir eine glückliche Gesellschaft werden wollen. Es ist doch erstaunlich, dass in unserer westlichen Kultur sowohl die Erwachsenen als auch die Jugendlichen und die Kinder der Frage nach dem Sinn des Lebens ausweichen und keine Antwort wissen.

Zärtlichkeit zwischen Erwachsenen und Jugendlichen oder Kindern ist ja bei uns ein heißes Eisen und tabu. In den USA darf der Nikolaus keine Kinder mehr auf den Schoß nehmen, weil es mal zu Übergriffen kam. Natürlich kann es dazu kommen. Wie können wir da zwischen einer natürlichen Zärtlichkeit und sexuellem Missbrauch unterscheiden? Einfach alles zu verbieten, finde ich nicht sehr hilfreich. Kinder und Jugendliche wollen den Raum von Nähe, Zärtlichkeit und Eros erforschen. Aber es geht darum, dass der Erwachsene in seiner Gelassenheit, in seiner Fülle ist. Erst wenn seine Bedürftigkeit die treibende Kraft ist, dann wird es zum Übergriff. Und wichtig zu wissen: Diese jungen, erwachenden Wesen stimulieren oft den Erwachsenen, locken ihn und wenn er dann aus seiner Unerlöstheit reagiert, dann wird es un-gut, schräg, übergriffig verletzend.

Für Frieden ist es notwendig, dass wir lernen unseres Triebs bewusst zu sein, und dann die Kinder und Jugendlichen lehren, damit bewusst und gesund umzugehen. Selbst zu lernen und dann zu lehren: „Ja" oder „nein" zu sagen und es klar im Handeln zu zeigen. Rechtzeitig zu bemerken, jetzt ist es nicht stimmig und daraufhin deutlich zu stoppen. Die klare Wahrnehmung der Kinder und ihr klares „Ja" und „Nein" wird oft aus falsch verstandener Höflichkeit wegtrainiert. Wenn die dreijährige Iris sagt, sie möchte nicht zum Onkel auf den Schoß gehen, dann gehört das respektiert, nicht sagen: „Stell dich doch nicht so an. Der mag das doch!"

Und dieses „Das fühlt sich für mich jetzt nicht gut an!" gilt es auch beim Erwachsenen zu respektieren. Wenn eine Frau das sagt, bedeutet es nicht, dass der Mann etwas falsch gemacht hat. Sie braucht den Raum und die Langsamkeit, um das Empfinden genauer zu erforschen. So dienen wir uns gegenseitig. Alles ist willkommen: ein Aua, ein Lachen, Tränen sind willkommen.

Im Seminarraum ist es oft so: Wenn jemand weint, stürmen gleich 5 Leute hin, um zu trösten. Da sage ich: „Also, wenn jemand lacht, dann macht das doch bitte auch so und holt ihn aus dem Lachen raus!“ Die Tränen des anderen dienen nicht selten als Versteck für die eigenen Tränen. Zunächst sind einfach Tränen da und dieser Raum braucht Würdigung, keine Aktivität. Es kommt eher selten vor, dass eine Berührung, eine tröstende Hand nötig ist. Erst einmal hin spüren: Was braucht der andere jetzt wirklich? In der Regel möchte man einfach mit dem, was sich zeigt, willkommen sein.

Diese Achtsamkeit, dieses „Ja“ zu dem, was sich zeigt, darf durch alle Lebensbereiche gehen.

Die Unachtsamkeit in der Begegnung wird gerade im Umgang mit Kindern offensichtlich: Erwachsene erlauben sich oft, den Kindern einfach über den Kopf zu fahren, ohne zu fragen. Das würden sie bei einem Erwachsenen nie tun. Die Achtsamkeit lässt uns fragen: Wo und wie klopfe ich an, hole mir die Einladung oder das Nein? Das kann auch durch eine Geste geschehen, es müssen keine Worte sein. Und die Anfrage wird oft schon durch die Körperhaltung beantwortet: das andere „System“ lehnt sich zu mir hin oder von mir ab. Nehme ich diese Antwort wahr? Oft nehmen wir die Körpersprache nicht bewusst wahr. Worte sind allenfalls zehn Prozent einer Aussage.

Das ist für mich ein wichtiges Thema in unserer Zeit: „von Sinnen“ und „bei Sinnen“ sein. Unsere Kultur ist von Sinnen und rennt von Sinnen. Das Wort in seiner Ursprungsbedeutung sagt es deutlich – von Sinnen, wir sind von unseren Sinnen getrennt, unsere Wahrnehmung ist somit stark beeinträchtigt. Wo sind die Ohren, wo ist das Riechen, das Schmecken, das Spüren? Nehmen wir das Riechen. Die

Ausdünstungen des anderen können uns sehr viel sagen. Aber trauen wir dem? Oder blenden wir das einfach aus? Unsere Herz-Bauch-Wahrnehmung, ihre Botschaft, kennen wir sie? Hören wir sie? Trauen wir ihr? Sind wir darin geschult, all unsere Sinne einzusetzen, ihnen zu lauschen? Merken wir, wenn wir einen Körper berühren, ob er in Anspannung oder in Entspannung geht? Und wie gehen wir dann damit weiter?

Selbst im Massagebereich wird den Menschen selten beigebracht, die Verspannungen zu respektieren, die Verspannungen zu fragen, ob sie berührt werden wollen. Stattdessen braucht der Masseur meist sein Erfolgserlebnis, weil er meint, etwas leisten zu müssen „für sein Geld", dringt er sofort in die Verspannungen ein und kreiert dadurch neue Verspannungen. Die Achtsamkeit darf auf allen Ebenen wirken, beim Massieren, beim Liebesspiel, ja sogar beim Händeschütteln. Höre ich, was diese Hand antwortet? Bin ich mit der Hand? Aha, ein saftiger Händedruck, wie saftig antworte ich? Und was entsteht dann daraus? Durch einen Händedruck kann eine Liebeserklärung geschehen, oder eine Kriegserklärung.

Das ist alles Kommunikation. Traue ich mich als Mann beim Liebespiel zu sagen: „Ich meine, von deiner Yoni die und die Botschaft zu hören."? Oder traue ich mich als Frau zu sagen, was ich von seinem Lingam oder von seinem Bauch höre? Oder besser: „meine zu hören", immer auch offen lassen, dass ich etwas missverstanden haben könnte.

Und das betrifft auch das Hören von Worten. Bevor ich als Reaktion in irgendwelche Emotionen oder Dramen gehe, frage ich doch besser: „Hey, was ich meine, gehört zu haben, ist das und das. Stimmt das?“ Und wenn der andere dann sagt: „Was? Also, das habe ich nie gesagt!“, dann spielt es keine Rolle, ob er das tatsächlich gesagt hat oder nicht. Wichtig ist, was wollte er sagen? Wir wissen nicht, was der andere gesagt hat, sondern nur, was wir interpretiert haben. Da gibt es mehr zu erforschen. Wenn dann „Aua“ bei uns kommt, dann innehalten und nachfragen: „Das hab ich von dir gehört. Was wolltest du mir tatsächlich mitteilen?“ Und daraus entsteht eine neue Qualität. Die alte Schiene ist, recht haben zu wollen, die neue ist erkennen und verstehen. Das alles sind Schritte im Wachsein, das alles sind Schritte im Erwachen. Schritt für Schritt entsteht eine ganz neue Wahrnehmung dessen, was ist. Die Filter verschwinden, wir sehen immer mehr was ist, wir sind gewahr.

Zum Miteinander-Sein braucht es den tiefen Wunsch, den Anderen verstehen, sich ihm immer mehr annähern zu wollen. Ich darf oft Dolmetscher sein. Ein Beispiel: Männer machen ihre Liebeserklärung meist sehr verpackt: „Na, du hast dich ja mächtig gezeigt!“ Und die Frau ist drei Tage sauer, weil sie gehört hat, sie habe sich wichtig gemacht, habe übertrieben. Er wollte zum Ausdruck bringen, dass er sehr beeindruckt von ihr war und da Liebe spürt. Er kann es nicht direkt sagen, in seiner Scheu bringt er es oft in einer frechen, provokaten Bemerkung heraus, die leicht missverstanden werden kann und oft unverständlich ist.

Auch auf anderen Ebenen gibt es die unterschiedlichsten Liebeserklärungen. Jede Kritik ist tatsächlich eine Liebeserklärung. Mit Kritisieren begebe ich mich ja in einen gefährlichen Raum. Ich riskiere vielleicht die Freundschaft, wenn ich scheinbar Negatives anspreche. Doch würde mich der betreffende Mensch nicht interessieren, würde ich ihn etwa für einen hoffnungslosen Fall halten, dann würde ich doch nie das Risiko eingehen. Also, teile ich mit: da ist eine Verbindung, die mir etwas wert ist. Und ich bin daran interessiert, dass diese Verbindung und diese Person sich entwickelt, weiter entfaltet. Meist wird Kritik bisher nicht als eine Liebeserklärung verstanden. Da braucht es dann einen Dolmetscher zum Verstehen.

Oft kommen wir gar nicht auf die Idee, uns zu fragen, wodurch wir das Missverstehen kreiert haben. Wir dürfen uns fragen: „Wie ist dieses Missverständnis entstanden? Warum habe ich denn überhaupt diese Bemerkung gemacht? Was war mein Anliegen, mein Wunsch, mein Ziel?“ Wenn die Antwort klar ist, ist der Teufelskreis des Missverstehens leicht zu durchbrechen: „Hey sorry, wir streiten uns gerade - ich wollte mit dir in Liebe sein, irgendwas hab ich wohl falsch gemacht. Was wolltest du denn und was wollen wir jetzt?“ Oft helfen Worte nicht, aber 30 Sekunden sich in Stille in die Augen sehen und dann das geschehen lassen, was geschehen mag.

Eine echte Freundschaft beinhaltet, dass ich bereit bin, für die Entwicklung des Anderen die Beziehung zu riskieren. Für seine Entfaltung bin ich bereit, ins Risiko zu gehen. Nur durch das Riskieren gibt es die Chance, dass die Beziehung auf die nächste Ebene geht. Durch Vermeiden des Risikos verkümmert sie unweigerlich.

Liebemachen und Heilung

Viele Frauen bieten sich dem Mann an, um damit ihr Selbstwertgefühl zu verbessern, wollen gefallen. Wie siehst du das?

Verführung bedeutet natürlich auch, gefallen wollen. Man/frau sollte nicht denken, dass das zu einer Erfüllung führt. Das kann nur weh tun. Insgesamt habe ich wohl mehr Frauen daran gehindert als dazu motiviert, mit mir Sexualität zu haben. Ich bin sehr spielerisch im Raum von Nähe, Zärtlichkeit und Berührung. Der Schritt in die „Genitalität", in die genitale Ebene sollte aber sehr bewusst getan werden. Eine momentane Lust ist mir da zu wenig. Und mein System mag keinen Eros ohne Herzverbindung.

Viele Menschen sind sich ihrer Beweggründe nicht bewusst. Deshalb wiederholt sich ein bestimmtes Verhalten auch immer wieder. Wenn ich mich selbst nicht mag, kann es sein, dass ich Begegnungen nur provoziere, um mir zu beweisen, dass „man" mich doch mögen kann.

Meine Erfahrung ist, dass sich Frauen an einem bestimmten Punkt von Zärtlichkeit genital anbieten. Da werde ich besonders langsam. Wenn ich dann frage, ob es denn jetzt wirklich stimmt, sexuell zu werden, dann kommt meist Betroffenheit als Reaktion: „Stimmt irgendetwas nicht, hab ich etwas falsch gemacht? Magst du mich nicht mehr? Bin ich keine attraktive Frau?" Es kann durchaus 20 Minuten erfordern, an der Frage dranzubleiben, bis Frau sie an sich heran lässt und dann erkennt: „Stimmt, wenn ich meine Yoni frage, dann sagt die: ‚Nein, es stimmt nicht!'" Aber es war doch so schön, mit diesen Berührungen! Ja, aber dass es jetzt schön ist bedeutet ja nicht, dass der Schritt in den Geschlechtsakt richtig und stimmig ist.

Da bin ich sehr achtsam, denn wenn wir unachtsam über diese Linie springen, dann führt es zu Drama. Verletzungen entstehen, die nach Rache verlangen. Oder es entstehen all die mit einem Sexualakt verknüpften Erwartungen. Da kommt das ganze Beziehungsmodell hinein, und wenn das nicht bewusst ist, sind sofort enttäuschte Erwartungen da, es entsteht Verletzung und Schmerz. Hier ist für mich eine große Achtsamkeit und Langsamkeit angesagt, ein genaues Hinspüren. Und wenn Frau sich von Mann bedrängt fühlt, sich hingibt ohne das innere „Ja" zu haben, dann kann daraus nur Schmerz folgen. Jedenfalls keine Liebe. Ihr „Nein" ist nicht nur für sie wichtig, sondern auch für ihn. Sie ist ehrlich zum Wohle beider und der ganzen Welt, denn in dem Moment entscheidet sie, ob Liebe oder Schmerz geboren wird.

Das Thema Eros und Heilung ist ein weites und wohl immer noch wenig erforschtes Gebiet. Da gibt es die tiefen Wunden durch sexuellen Missbrauch, aber auch viele andere Aspekte, die der Heilung und Ganzwerdung bedürfen. Kannst du dazu etwas sagen?

Zunächst eine kleine Geschichte, die meinen Sohn Hari betrifft. Er mochte seine Großmutter sehr, fühlte sich bei ihr immer gut verstanden und geborgen. Als er sich einmal von ihr verabschiedete, er muss wohl etwa drei Jahr alt gewesen sein, geschah ein Übergriff. Die beiden hatten sich ausgiebig liebevoll verabschiedet, er saß dann hinten im Auto, wir waren im Losfahren, da riss Großmutter nochmal kurzentschlossen die Tür auf, beugte sich zu ihm, drehte seinen Kopf zu sich hin und gab ihm einen Schmatz auf den Mund, gefolgt von den Worten: „Die Oma bekommt doch noch ein Küsschen." Sie schloss die Tür, wir fuhren los. Stille im Auto. Er saß lange still auf seinem Platz und schien verstört. Wir waren einfach nur in sanftem Kontakt mit ihm, gaben ihm Zeit zum Nachverdauen. Was da geschehen war, war für ihn unbegreiflich. Es war das letzte „Küsschen", das Oma bekam. Seine Oma fragte später: „Was ist denn mit dem Hari, der ist so garstig?" Es war ihr nicht zu vermitteln, dass ihr Verhalten ein Übergriff für den Jungen war, eine Art Vergewaltigung. Obwohl nach der Erwachsenen-Norm viele sagen würden: „Wieso, da war doch gar nichts, was stellt der Junge sich so an?" Es kommt häufig vor, dass Erwachsene sich gegenüber Kindern alles Mögliche und Entmachtende herausnehmen, ohne deren Einverständnis und oft deutlich gegen deren Willen.

In unserer Gesellschaft fehlt es an Raum für Nähe und Zärtlichkeit. Dann holen wir es uns irgendwo. Das unerfüllte Bedürfnis sinkt oft auf die sexuelle Ebene, wo es aber nicht zu erfüllen ist. Es kommt zum bloßen Abreagieren. So ist wohl festzustellen, dass viele Beziehungen wie eine Bedürfnisbefriedigungsanstalt funktionieren. Ja Schmerz und Hoffnungslosigkeit werden da geboren.

Etwas völlig anderes als wir vielleicht meinen, sagt der Begriff „Liebemachen" – „Making Love" ursprünglich. Wenn wir wirklich in den Raum von Intimität gehen, dann öffnet sich ein Kanal zu etwas Höherem, für die Liebe, da wird Liebe „materialisiert". Und wenn wir danach in die Welt gehen, dann ist dieser Raum auch da.

Immer wieder mal fragen mich Eltern im Seminar, was sie machen sollen, wenn sie gerade intim sind und die Kinder dazu kommen. Wenn sie nur rammeln, ist es gut, wenn sie aufhören. Es generell sein lassen würde die Kinder verstören und bereichert wohl auch nicht ihre Beziehung. Sind sie aber in Liebe vereint, so spricht nach meiner Erfahrung nichts dagegen, in dieser Vereinigung zu bleiben. Die Kinder erleben dann den Raum des Verbunden-Seins in Liebe. Sie kriegen ja heute überall Sexualakte mit, im Kino, Fernsehen, in der Werbung, im Internet. Da ist ein liebevolles, zärtliches Vereint Sein der Eltern ein gutes Gegengewicht zu den meist unschönen, pornografischen Darstellungen, wo es um Bedürfnisbefriedigung geht und der Partner nicht geehrt und gewürdigt ist. Wenn die Eltern Liebe machen, der Akt aus Liebe geboren wird, kreiert sich Liebe. Es kann sogar sein, dass die Kinder durch diese Energie angelockt werden, reinkommen in den Raum der Eltern, teilhaben wollen. Der Sexualakt hat dann keine Bedeutung, da muss nichts „vollzogen werden", es ist einfach ein sanftes Miteinander sein. Das ist wohl etwas ganz Natürliches, auch wenn das in unserer Kultur nicht so akzeptiert und respektiert ist.

Welche Rolle spielt das Internet bei der Sexualerziehung?

Was ich von den Jugendlichen mitbekomme: die einen gehen auf eine Forschungsreise und in die Achtsamkeit, die anderen lassen sich von den Sozialen Medien wie

Facebook beeinflussen und glauben, wenn sie da ein paar hundert „Freunde“ haben, dann seien sie in Verbindung, in Beziehung. Was auch zu beobachten ist: die Aufklärung, die da angeblich stattfindet, die klärt nicht wirklich auf. Die Täuschung, in Verbindung mit sogenannten Freunden zu sein, eine Verbindung, die keine ist, führt dazu, dass sie kontaktunfähig werden und dann sehr schnellen, schmerzhaften Sex haben und denken: „Das war's“. Diese andere Welt der wahren Freundschaft und Nähe ist ihnen verschlossen.

Man kann natürlich andererseits sagen, dass dadurch der Wunsch entsteht, aus dem Defizit heraus zu kommen, zu spüren, da gibt es mehr, eine echte Beziehung erfahren zu wollen. Die Verkümmerung der Kommunikationsfähigkeit könnte ein Sprungbrett für eine neue Kommunikationsfähigkeit sein, eine neue Ebene des tiefen in Verbindungseins. Denn die erlebte Einsamkeit, die Isolation kann das Sprungbrett sein, zu tiefen ehrlichen Verbindungen. Ich stehe da als Lehrer und Begleiter bereit und durfte schon etliche Wesen begleiten, eine für sie neue, wunderbare Welt zu entdecken.

Ich wollte auf die Frage hinaus, ob es nicht so ist, dass der Mann sich selbst befriedigt, über die überall vorhandenen Pornos, und dann abgestumpft, ist bei der tatsächlichen Begegnung mit dem Partner, mit der Frau. Ist das etwas, was du in Seminaren beobachtest, tauchen da Fragen zu diesem Thema auf?

Liebesfähigkeit bedeutet einfach, die Fähigkeit zu lieben. Lieben beinhaltet Präsenz und Gewahrsein. Nochmal zur

Sexualität: Wenn der Mann sehr unter Druck ist, kann es von Vorteil sein, dass er erst mal onaniert. Nicht als Zukunftsmodell, sondern als erster Schritt aus dem Teufelskreis. Dann hat er womöglich danach eine echte Chance, der Frau zu begegnen. Wenn er nur getrieben ist, dann kann er kaum anders, als sie zu benutzen. Doch so, wie Sexualität und Erotik in den Medien dargestellt wird, ist es ein Marketinginstrument. Es heißt nicht von ungefähr, die älteste und erfolgreichste Kooperation sei die zwischen Fürst und Kirche. „Ich halte sie dumm, und du hältst sie arm!" Damit werden die Menschen im ausbeutbaren Überlebensmodus gehalten, auch durch die Kirche.

Sacred Sex – heilig und heilend

Es gibt aber auch eine sehr frühe Verbindung von Religion und Sexualität, etwa in den frühen Hochkulturen, wo die Tempelpriesterinnen zugleich als Huren dienten.

Ja, das war ein Befreiungsweg. Wobei diese „Huren" eben Priesterinnen und Dienerinnen waren. Sie zelebrierten die Begegnungen auf sehr hoher Ebene. Auch in der griechischen Kultur gab es Priesterinnen, die sich im Tempel der Aphrodite für ein Opfergeld Männern hingaben. Sie waren gebildet und hoch verehrt, bestimmten die Politik maßgeblich mit und wählten ihre Liebhaber selbst aus.

Viele der heutigen Religionen unterdrücken die Sexualität und machen sie zur Sünde. Dann habe ich lauter Sünder, die immer zu mir kommen müssen, damit ich sie freispreche von der Sünde. Wenn ich eine der Grundenergien im Menschsein zur Sünde erkläre, dann bin ich am längeren Hebel. Meines Wissens hat die Katholische Kirche noch 1987 den Satz bestätigt, dass die Frau eine (Tod-)Sünde begeht, wenn sie bei der Sexualität Lust empfindet. Das ist bisher nicht aufgehoben. Demzufolge müssen ja Frauen den Männern einen Orgasmus vorspielen, damit der Mann denkt, es ist fein und sie keine Todsünde begeht. Nur so ein Gedankenbogen. Und da geht kein Aufschrei durch die Welt!

Auch der allein seligmachende Anspruch der Katholischen Kirche wurde erneuert – vom polnischen Papst. Das ist doch irre, in der heutigen Zeit, dass eine Kirche behauptet, wir sind die einzigen, die Zugang zum Himmel haben und diesen vermitteln können – und kein Aufschrei um die Welt geht. Da frage ich mich: auf welcher Bewusstseinsebene leben wir! Die christliche Theologie ist im Ursprung ein Weg der Befreiung aus dem Verhaftet Sein im Irdischen, er öffnet die Pforten zu einer höheren Sein-Ebene.

Wo du ja gerade die Priester-Prostituierten ansprachst: Damals wurden freie Frauen gerne zu Prostituierten abgestempelt. Berühmtes Beispiel: Maria Magdalena. Jesus hat sie als gleichwertig gesehen. Für damalige Zeiten eine Revolution.

Du verwendest ja auch den Begriff „Heiliger Sex" (Sacred Sex) in Seminaren und Programmheften. Was verstehst du darunter?

Es gibt den Film Vaya con Dios, wo der (fiktive) Ordensgründer den Gesang als Schlüssel, als direkten Kontakt zum Himmel lehrt.

Anmerkung aus Wikipedia: in diesem Film wird dargestellt, dass in der ehemaligen DDR bis kurz nach der Wende in Brandenburg ein fiktives Kloster des Cantorianer-Ordens bestand. Die Cantorianer sprechen Latein, pflegen ein Ordensleben, in dem Hierarchie eine geringe Rolle spielt, und glauben, dass sich der Heilige Geist in der Musik, besonders im Gesang offenbare. Wegen dieser häretischen Lehre wurden die Cantorianer von der katholischen Kirche seit 1693 verfolgt und konnten außer in Brandenburg nur noch im Mutterkloster Montecerboli in Italien überleben.

Da wird sehr schön dargestellt, dass der Gesang etwas Erhebendes ist und die Verbindung zu etwas Höherem ermöglicht. So ist ja in letzter Zeit auch das Mantra-Singen sehr beliebt, wo es nicht um die perfekte Performance geht – im Gegensatz zur Schule: „Vorsingen Note 6, setzen!" – sondern um ein gemeinsames Tönen. Dabei entsteht eine gemeinsame und höhere Harmonie.

So ähnlich sehe ich das in Bezug auf Eros, Nähe, Intimität, der Begriff Sex passt hier nicht so recht, weil das mit Rammeln assoziiert wird. Also besser: Verschmelzen, Verbunden Sein. Darauf beziehe ich den Ausspruch von Jesus: „Denn, wo zwei oder drei in meinem Namen versammelt sind, da bin ich mitten unter ihnen." (Matth. 18/20) Das ist der Raum der Liebe. Liebe ist nicht etwas, was zwischen zwei oder mehr Menschen geschieht, sondern diese Menschen betreten einen übergeordneten Raum von Liebe. Er ist über dem Menschsein angesiedelt, er holt uns aus der menschlichen Identifikation heraus. Wir begegnen uns auf einer anderen, „höheren" Ebene und verbinden uns da. Und dann sind wir der Kanal für Liebe. Das ist „Heiliger Sex". Und mit dieser Energie gehen wir dann auch in die Welt hinaus. Und wir halten diese Energie. Beim Mann gibt es kein Interesse zu ejakulieren. Und bei Frauen ist es entsprechend. Es ist schön, Orgasmen erlebt zu haben und auch mal wieder zu erleben. Doch es gibt eine Ebene, die geht darüber hinaus. Es ist ein Seins-Raum, eine besondere Qualität von Sein und Zusammensein.

Und in diesem Raum gibt es dann den heilenden Lingam und die heilende Yoni, wo in der Begegnung, in der Vereinigung, im Einssein Heilung geschieht. Im Begriff Heilig steckt ja das Heilen und Heil-sein. Da geschieht Heilung. Alle alten Muster und Verkrampfungen zeigen sich in dem Moment, und im Licht der höheren Ebene wandeln sie sich in Lebenskraft. Wenn wir anfangen, uns wirklich zu begegnen, alles da sein zu lassen, dann kommen genau diese Themen, die wir zehn, zwanzig, dreißig, vierzig Jahre gedeckelt haben, zum Vorschein, sie kommen nach oben. Die alten Schmerzen sind in unserem Körper drin, sitzen fest, auch in den Muskeln, wir sind da verhärtet und gelähmt. Daraus können sich Krankheiten manifestieren. Wenn wir uns auf die Reise machen, dann kommen diese Teile hoch, der Schmerz fließt noch einmal durch uns durch, er fließt ab. Wir haben Angst davor. Doch es ist weniger schlimm als wir denken. Nur dann ist es gelöst, erlöst, geheilt. Da ist niemand, der Heiler ist – Heilung geschieht. Gute Begleiter an unserer Seite machen diese Heilung leichter. Es gibt keinen Grund, schwere Zeiten alleine durchstehen zu müssen.

In vielen Therapien ist es so, dass die Menschen den Schmerz nur berühren. Dazu passt dann ein Satz wie: „Das Thema mit meiner Mutter müsste doch längst erledigt sein. Da bin ich schon 30 Jahre dran!“ Das ist eben, allein von der Stimme und Dynamik her beleuchtet, offensichtlich nicht „erledigt“, weil es nicht wirklich erforscht, gereinigt und neu integriert ist. Die Menschen berühren den Schmerz lediglich und gehen dann wieder weg, begleitet von Therapeuten, die daraus jahrelange Prozesse machen. Der Heilungsweg ist, zum Zentrum, zum goldenen Kern gehen, das führt durch den Schmerz durch. Der alte Schmerz ist jetzt nicht real, es sind alte Phantasien. Sie dürfen uns verlassen.

Wir haben Angst, wir würden den Schmerz nicht überleben – besonders im Fall von Missbrauch. Damals war die Situation lebensbedrohend. Sie wurde so erlebt. Und tatsächlich bedrohen ja viele Täter ihr Opfer so, dass es Todesangst hat, womöglich jahrelang. Im dem Moment war auch nicht klar, ob wir die Situation überleben. Doch wie ist die Situation jetzt, in der Gegenwart? Ich, das Opfer, habe die Situation überlebt. Die Bedrohung ist Vergangenheit. Kommt der Schmerz jetzt hoch und will mich mitreißen, muss ich mich weder dranhängen noch ihn aufblasen, er fließt durch mich durch. Ich beobachte und erlebe ihn. Und dann ist er gegangen. Es kann noch ein paar Nachwellen geben, aber die werden immer sanfter und dann ist da nichts mehr.

In den schmerzhaftesten Erfahrungen ist ein Schatz verborgen. Die deutsche Sprache kennt zu Recht das Wort „Erfahrungsschatz“. Der Erfahrungsschatz in unserer seelischen Schatzkiste steht uns zur Verfügung, auch und besonders für die Begleitung anderer Menschen. Damit ist ein Wissen verbunden, das mich für bestimmte Situationen besonders empfindlich, sensibel macht. Ich kann Übergriffe vorher „riechen“, nehme sie viel früher wahr als andere und kann sie so womöglich sogar verhindern. Ich kann sie ins Bewusstsein bringen und so auf Erden einen Beitrag leisten. Doch vom Schmerzkörper muss diese Erfahrung befreit sein, dann steht sie als Erfahrungsschatz zur Verfügung.

Verhindern wir die unmittelbare Begegnung mit dem Schmerz, bleiben wir behindert. Der Schmerz ist wie ein Klotz, immer wieder kommt er hoch, in jeder Beziehung. Damit eine Heilung im Leben und auch beim Sexualakt geschehen kann, müssen wir dran bleiben, durchgehen. Der Partner braucht die Reife, um das, was sich zeigt, nicht persönlich zu nehmen.

Wir haben oft Angst vor Wut und Aggression, haben nicht gelernt damit zu sein, damit umzugehen.

Dazu eine Wüstengeschichte:

Bei der Vorbereitung einer unserer Wüstenreisen bekam ich immer wieder die Botschaft: "Nimm Boxkissen mit." „So ein Quatsch", dachte ich, „was sollten die bei unseren friedlich-meditativen Retreats?" Doch die Botschaft kam wieder, sodass ich schließlich ein kleines und ein großes Boxkissen bestellte. Zu Tilman, einem Teammitglied, meinte ich: „Ich habe keine Ahnung, wozu und wann wir die brauchen werden. Jedoch, wenn es soweit ist, gebe ich dir einfach ein Zeichen und du holst sie, bitte!"

Und es gab dann eine Situation, wo eine junge Frau in der Gruppe an ihren Schmerz kam. Ich forderte sie auf, den Schmerz auszudrücken. Es war klar, der Schmerz und die Wut dahinter, richtete sich gegen einen Mann, gegen die Männer. Ich bot ihr an, zuzuschlagen. Ich bot ihr meinen Bauch an, motivierte, ja, provozierte sie: „Nein, nein, nicht streicheln, richtig mit voller Kraft!" Tilman war schon losgerannt und kam mit den Kissen zurück. Gerade im rechten Moment, denn die Frau war nun nicht mehr zu halten und schlug wild auf meinen Bauch und dann auf das große Boxkissen, das jetzt meinen Bauch schütze, ein. Später sagte sie: „Ich wusste nicht, dass so eine Kraft in mir wohnt. Ich hätte nie gedacht, dass da so eine Wut und Power in mir ist!“ Nach zehn, zwölf Minuten ist es durch, sie bricht zusammen. Und dann kommt so ein Schub von Liebe aus ihr, nachdem dieser Panzer weg ist! Wir waren einfach nur mit ihr da. Es zeigte sich im Weiterreisen, welche Lebenskraft und Freude jetzt frei waren. Diese waren vorher gelähmt und sie versuchte immer, das liebe Mädchen zu sein, die Frau durfte sie noch nicht sein. Jetzt schon.

Später haben wir uns das gemeinsam angeschaut. Die Männer hatten in dem Moment echt Angst um mich, um mein Leben. Sie hatten einen Kreis um uns herum gebildet, mit einem Abstand von 10 Metern. Sie fühlten sich hilflos und geschockt von der unglaublichen und mächtigen Wut der Frau. Das war ihnen unbekannt und sie fühlten sich hilflos – gelähmt. Und was kann der Mann tun? Die Norm sagt, er darf sich nicht gegen die Frau wehren, schon gar nicht zurück schlagen. Was bleibt dann, außer weglaufen? In dieser Gruppe ging in den nächsten Tagen fast jede Frau durch ihre Wut hindurch. Die Männer trauten sich langsam, selbst das Boxkissen zu halten. Sie durften erleben: „Mann“ kann es überleben. Bei den Frauen wuchs ein neues Vertrauen zu ihrer Aggression, ihrer Wut, ihrer Kraft. Es war sichtbar: Frau geht durch diese Phase durch und dann kommt so eine wunderschöne Offenheit, Kraft und Liebe zum Vorschein. Die Männer lernten, diese Wut nicht mehr zu fürchten, nicht persönlich zu nehmen, ihr standzuhalten.

Das kann eben auch im Liebesakt passieren, dass die Frau, wenn sie ihrem spontanen Impuls folgt, auf die Brust des Mannes einprügelt. Der Mann sollte das zulassen, ja, dazu einladen, wenn es ansteht. Danach öffnet sich eine neue

Dimension. Dieses durch die Wut, durch die Angst, den Schmerz gehen, dranbleiben, nicht vermeiden, als Mann „sein Leben riskieren" – wie in den archetypischen Bildern: Der Mann kniet vor der Frau und ist bereit, sich von ihr köpfen zu lassen. Da öffnet sich eine Tür, wo der Mann nicht mehr die Frau beherrschen will, er riskiert sein Leben, er dient ihr, und dadurch gehen beide auf eine neue Ebene.

In Bayern gibt es immer noch das Schild: „Zum Büchsenmacher", wenn der Mann Vater eines Mädchens geworden ist. Was ist die Büchse? Das weibliche Geschlechtsorgan. In dem Begriff drückt sich die Angst der Männer vor der Frau aus. Er ist ausgebüchst bedeutet, er hat seinen Penis aus der Yoni herausgenommen und das Weite gesucht. In der Sprache ist es deutlich, doch ist es uns bewusst, diese Entwürdigung des weiblichen Geschlechtsorgans durch den Vergleich mit einer Büchse? Das kommt sicher nicht aus einem guten Selbstbewusstsein der Männer, sondern vielmehr aus ihrer Angst. Wir Männer lernen nun, die Frau zu würdigen. Und die Frau lernt, dem Mann neu zu begegnen. Wir Männer sind abhängig von der Frau und die Frau vom Mann. Wie wäre es mit einem „Ja" dazu, anstatt das zu verstecken und zu verleugnen? Damit es Menschen gibt braucht es beide Teile, so einfach ist es.

Der Dalai Lama soll gesagt haben: Das Neue kommt durch die Frauen im Westen. Alberto Villoldo meinte daraufhin: Das Neue kommt von den Frauen und Männern aus dem Westen. Und ich möchte dazu mein Bild ergänzen: Das Neue kommt von den unverschämten Weibern weltweit. Die Frauen stehen auf, streifen die Scham ab.

„Unverschämt“ ist bei uns ein negativer Ausdruck. Von der Scham lebt die Krankheitsindustrie super. Aber wenn die Frauen unverschämt sind und zu sich stehen, dann geht etwas auf, dann sind sie nicht mehr, wo sie vorher waren. Die Männer finden sie da nicht mehr!

Die Frauen warten nicht mehr darauf, dass die Männer sich verändern. Die Frauen wagen den Schritt ins Neue. Die Männer, die nicht bereit sind, die bleiben an ihrem alten Platz. Und finden da niemand mehr - jedenfalls keine attraktive Frau. Sie ahnen, die Welt hat sich grundlegend verändert. Die Männer, die nachfolgen, begegnen den Frauen auf der neuen Ebene. Dann können Mann und Frau neu zusammen tanzen.

Ich habe es in meinen Seminaren öfter erlebt, dass Frauen sagen: „Aber Charles, wenn ich das unverschämte Weib bin, das in mir lebt, dann laufen doch alle Männer davon!“ Meine Antwort: „Nicht alle, nur 97 Prozent. Dann hast du schon eine gute Vorauswahl getroffen. Mit diesen drei Prozent macht es Sinn, dass du weiter tanzt, es ist gut, dass die Anderen davon laufen!“ Da kommt dann meist das „Aha ja!“, Alte, behindernde Freundschaften werden losgelassen und neue Partner warten da, wenn es auch noch nicht so viele sind. Es braucht Mut dran zu bleiben, durchzugehen und zu riskieren, dass ich auch erst mal einsam bin. Jedoch die neue Ebene ist das Risiko vielfach wert. Das Loslassen der alten Partnerschaft mit ihren Begrenzungen und Regeln bietet dem anderen auch die Chance zum Neuen. Das Hoffen und Warten nährt das alte und unseren Frust.

Achtsam sein und loslassen

In einem seiner Seminare wählte mich Chuck Spezzano als „Fokusperson". Eine Aufstellungsarbeit wird von ihm mit der Fokusperson geleitet und dann wird diese Aufstellung in Kleingruppen von jedem gemacht. Es ging um Beziehung, Verbindung, unseren Platz nehmen. Bei mir zeigte sich ein Zurückhalten.

Danach kam die Frage: Stell dir vor, deine Reise geht weiter, du bist gestorben und gehst weiter. Eine große Gruppe Menschen kommt dir entgegen. Sie sind in schwerem Leid. Sie schauen dich an und sagen: „Du hattest alles dabei, uns zu helfen. Warum hast du es nicht getan?" Was ist deine Antwort? Bei mir kam: „Da ist Angst vor Macht, das ist Angst vor Machtmissbrauch" – ich habe da einen sehr hohen Anspruch an mich. Dann kam eine weitere Angst: "Wenn ich wirklich meinen Weg gehe, werde ich einsam. Da ist dann niemand an meiner Seite, niemand kann mir dahin folgen." Ein anderer Teil in mir sagte: „Nein, das ist der neue Weg, da warten neue Partner." Wertvoll war es, diese Angst kennen zu lernen, ihrer gewahr zu werden. Zu erkennen: ja sie lebt in mir und bremst mich bisher in meinem Leben. Diese Angst in den Arm zu nehmen – ah, du bist da – und sie Schritt für Schritt zu erforschen, zu erkennen – darum geht es. Daraus geschieht Wandlung, Befreiung: Etwas, was gelähmt war, fließt neu.

Die Frage ist: „Welche unbewussten Muster halten uns, mich, dich jetzt zurück, das zu tun, was ansteht, was bereit ist?" Wenn wir gewahr werden und beobachten, wie diese

Muster in uns wirken, ist der entscheidende Schritt getan. Somit: Wo traue ich mich nicht, zu meiner Macht zu stehen? Welche Kompromisse mache ich im Leben, weil ich Angst habe, allein zu sein? Das ist für mich der Weg der Wandlung: Erforschen, Spüren, Gewahr sein. Und in dem Moment, wo das alte Muster – in diesem Fall, die Angst – auftaucht, sie in den Arm nehmen. Damit schwindet ihre Wirkung.

Wir können drei Phasen unterscheiden.

Die erste Phase ist: Ich bin spirituell so weit entwickelt, da gibt's so etwas nicht mehr.

In der zweiten Phase ist es offensichtlich und nicht mehr zu ignorieren. Ich möchte es loswerden, was nicht funktionieren kann. Durch das Loshaben-wollen, füttern und stärken wir es.

Der dritte Phase: Die Empfindung einfach in den Arm nehmen, es annehmen, damit sein, damit neu tanzen und gewahr werden, wo und wie sie wirkt. Und dann damit langsam werden, sie nicht zum Feind erklären, sondern annehmen: diese Empfindung ist ein Teil von mir. Daraus entsteht nicht direkt neues Handeln, sondern neues Sein, daraus entwickelt sich neue Entspannung und daraus geschieht neue Handlung. Vom Getrieben sein zum Wirken.

Die Langsamkeit beim Liebemachen ist also eine wunderbare Möglichkeit, sich der bisher unbewussten Muster und Hemmungen bewusst zu werden, die kommen dann in Gefühlen hoch. Man wird sich seiner Angst, Hilflosigkeit, Scham usw. bewusst, wobei der andere hilft und unterstützt. Ist das so?

Man braucht ein Gegenüber und die Fähigkeit, „sein zu lassen“, was jetzt ist, egal was der andere mir mitteilt. Damit muss ich nichts machen, nichts verändern – gar nichts. Es darf einfach da sein. Es spiegelt sich in der Begegnung. Das ist in allen Begegnungen so, nicht nur beim Liebemachen.

Es zeigt sich in jeder Kommunikation. Wenn jemand dir einen Vorwurf macht und der einfach da sein darf, dann löst sich der Vorwurf auf. Wenn er zurückgewiesen wird, wenn diskutiert wird – was ist richtig, was ist falsch – dann wird er gefüttert und wird immer größer, der Kampf wird immer hirnrissiger.

Also, wenn ich dem anderen den Vorwurf mache, dass er mich sexuell nicht befriedigt und das wirklich stehen bleiben darf, eine Minute in Stille, dann können beide Partner nur schallend lachen. Wie kann ich den anderen für mein Glück verantwortlich machen? Doch nehme ich mir nicht die Zeit, wirklich zu hören und zu spüren, dann kann ich endlos weiterkämpfen. Und der arme Andere wird sich weiter und weiter bemühen, es mir recht zu machen.

Du zitierst Erich Fromm: Jede Kultur im Niedergang hat vergessen, sich in Liebe zu üben. Möchtest du dazu Beispiele oder Belege bringen?

Du kannst da ja mal nachspüren und schauen: Woran wird das sichtbar? Das hat mit dem Wesen des Menschen zu tun. Du kannst in der Gemeinschaft sein, nimm die Kirche als Beispiel. Da gibt es die Geschichte, wo der Teufel und Jesus auf einer Düne stehen, über die Wüste auf eine Gemeinschaft blicken und Jesus sagt: „Dort sind meine Jünger, das ist eine Gemeinschaft im Raum der Liebe, da ist kein Platz für dich!“ Der Teufel grinst: „Das ist ja die einfachste Übung. Da machen wir jetzt eine Organisation draus.“ Über der gelebten Liebe steht dann der Selbsterhaltungstrieb der Organisation. Deshalb sagen ja einige spirituelle Meister: „Wenn ich gegangen bin, dann wird das Kloster, (der Aschram, die Sangha …) aufgelöst.“ Weil sie wissen, da wird eine Institution, eine Organisation daraus und die Essenz geht verloren.

Die Frage für unsere Kultur ist: Wird die Liebe dem Überleben des Systems geopfert und geht damit nicht letztlich auch die Kultur unter?

In jeder Beziehung können wir sehen, wenn wir den Raum von Liebe nicht hegen und pflegen, dann ist es nur eine Frage der Zeit, bis die Beziehung an die Wand gefahren ist. Merken wir, wo wir den Weg verlassen haben? Es gibt eine provozierende Behauptung von mir, die ich gerne im richtigen Moment in Managementtrainings aufstelle, die jedoch auch für Beziehungen stimmt: „Jeder Misserfolg ist minutiös geplant.“ Ob diese Planung bewusst oder unbewusst geschieht, spielt keine Rolle. Wo sind wir „falsch“ abgezweigt? Warum ist es gescheitert, was waren die Bausteine dazu?

Interessant ist, zu erforschen: Wie viel Liebe kann mein, dein System schon aushalten? Denn durch die Liebe passiert ja etwas. Das geht in Richtung Selbstaufgabe. Manchmal ist es kaum auszuhalten. Aus den Zweien wird eins. Das macht Teilen unseres Systems panische Angst. Wir kennen diesen Raum nicht und haben noch kein Vertrauen zu ihm. Bestimmte alte Machtsysteme in uns brechen zusammen, lösen sich auf. Wir „verstehen“ nicht, was geschieht, unser Verstand bricht in Panik aus.

Da kommen dann die merkwürdigsten Sachen ins Spiel, um in alten, bekannten Grenzen zu bleiben oder dorthin zurück zu kehren. Die Socken, die der andere „andauernd“ rumliegen lässt werden zentral. Eigentlich doch lächerlich, wenn es um Liebe geht. Unter dem Aspekt der Flucht hin zur Trennung allerdings ein stichhaltiges Argument. „Jetzt habe ich deine Socken schon zwanzigmal weggeräumt, das geht so nicht mehr weiter! Die nächste Liebesnacht ist gestrichen.“ Das wird zwar viel komplizierter, viel besser verpackt „kommuniziert“, ändert am Inhalt jedoch nichts. „Ich werde mich bemühen, werde mich bessern“ wird nicht die Rettung bringen. Wenn es nicht mehr die Socken sind, dann ist es das falsch gefaltete Toilettenpapier oder das „falsche“ Heben der Augenbraue. Alles kann dafür herhalten, um nicht im Raum des Teilens bleiben zu müssen.

Im „Kurs in Wundern“ ist so schön beschrieben, wenn wir uns im Raum der Liebe finden, ist alles gut. Doch dann kommt der Verstand mit seiner Verbesserungsliste und tötet die Liebe. Das ist der Punkt, wo das Gewahrsein lebenswichtig ist, für die Beziehung und für die übergeordnete Ebene, für unsere ganze Kultur: An dem Punkt, wo wir uns Vorwürfe machen und uns streiten sollen wir innehalten. Wir sollen erkennen, was wirkt da jetzt gerade. Jetzt ist es gut, langsam zu sein, uns in die Augen zu schauen und zu fragen: Hey, was läuft denn hier gerade? Was wünschen wir uns denn? Ist die Liebe nicht gerade ganz nach hinten geraten? Sind wir nicht im Krieg? Führt Krieg zur Liebe?

Jetzt noch ein Stück weiter zurückreisen und die Abzweigung finden. Die liegt oft weiter zurück, als wir denken. Wenn wir sie finden, ist es leicht, neu abzuzweigen. Im Konflikt, jetzt, finden wir die neue Abzweigung nicht, da finden wir nur Schuldzuweisungen und mehr Zündstoff.

Nach allem was ich weiß, entsteht aus Krieg kein Frieden. Wir können zurückreisen bis dahin, wo Frieden war und da neu abzweigen und noch mal beginnen. Wir können in diesem Moment meist unsere Angst vor Liebe als Ursache erkennen. In diesem Moment ist es gut, sich in den Arm zu nehmen und zu erforschen, was da wirkte. Solange wir uns bekriegen, wirkt da eine Energie. Auch wenn wir glauben, dass die Beziehung längst zu Ende ist, so lange wir kämpfen, ist da Feuer. Wir sind hitzig und heiß! Das ist ein intensives Aufeinander-Bezogen-Sein.

Liebe wird uns nirgendwo vermittelt, nicht im Kindergarten, nicht an der Schule, nicht in der Uni, nicht beim Militär. Wo ist die Liebes- bzw. Lebensschule? Wir können sie hier in unseren Seminaren finden und mehr und mehr davon kreieren. Manche der Teilnehmer sagen dann: „Oh, das war so schön, und jetzt muss ich wieder in diese schreckliche Welt hinaus!" Ja, wer sagt denn das? Warum kreieren wir uns nicht Gemeinschaften, in denen wir diese Liebe hegen und pflegen, warum kreieren wir uns nicht unseren Alltag als Liebesschule?

In der normalen Welt war ich nie zu Hause. Ich kann mich darin bewegen. Ich kann auf unterschiedlichen Ebenen leben. Ich kann mit politischen Gruppierungen arbeiten, ich kann mit Behörden umgehen – aber es gab keinen Grund, in der normalen Welt zu leben. Nur einmal in meinem Leben habe ich „normal" gearbeitet, als 15-Jähriger habe ich 5 Stunden bei Coca-Cola Flaschen abgefüllt. Das war eine wichtige Erfahrung. Danach war mir klar: Interessanter Aspekt der Möglichkeiten hier auf Erden, aber das mache ich hier nicht zu meinem Lebensinhalt.

Vollkommen Unvollkommen

Ein Zitat von dir: „Wer hätte gedacht, dass Heiliger Sex aktive Friedensarbeit ist.“ Kannst du dazu noch etwas sagen?

Wir haben ja schon davon gesprochen, wie durch das Zusammensein von zwei oder auch mehr Menschen Liebe geboren wird, einfach auf die Erde kommt, und dann sind diese zwei oder mehr Wesen in Frieden. Sie bringen diesen Frieden auch in ihre Familien, in ihre Umwelt. Durch diese ganzen Ängste und Machtspiele in der Sexualität entstehen sehr viel Unfrieden und Kriege. Angriff ist in unserer Kultur eine legitime Art, die eigene Angst nicht zeigen zu müssen.

Fragen wir einmal, wie es mit unserer Fehlerkultur aussieht. Dürfen wir Fehler machen? Es gibt den weisen Ausspruch: Fehler sind erst Fehler, wenn wir sie ignorieren und damit wiederholen. Wenn wir den Fehler annehmen und daraus lernen, dann ist es kein Fehler. Ebenso gilt ja in der christlichen Lehre: wenn ich die Verfehlung, die Sünde, als solche erkenne, dann ist mir vergeben. Wenn eine Fehlerkultur das erlaubt, dann lernen wir alles aus dem Fehler, den einer gemacht hat. Wenn Fehler nicht erlaubt sind, dann verurteilen und bestrafen wir den „Fehlermacher“ und kommen damit selbst in den unendlichen Stress, keine Fehler machen zu dürfen. Wir vermeiden Fehler, und wenn sie geschehen, vertuschen wir sie oder schieben sie jemand anderem in die Schuhe. Das ist keine Friedenskultur. Wenn wir Fehler machen dürfen, dann schauen wir gemeinsam hin, was da geschehen bzw. misslungen ist und lernen alle daraus. So werden durch einen erkannten Fehler hundert weitere vermieden.

Unsere Stresskultur hat etwas mit diesem Fehlervermeiden zu tun. Wir nehmen hier an einer unendlich anstrengenden Rallye teil. Burnout ist ein Ergebnis davon.

Ich habe mit hochdotierten Managern in Seminaren die „Vermögensanalyse" gemacht. Wir untersuchten: Was mag ich, was kann ich, was sind meine Talente, mein wirkliches Vermögen? Dann stand an der Pinnwand: Da bin ich in der Stunde zwischen 100 und 1000 Euro wert und bin König. Und hier bin ich der Versager, bin unfähig, kann dies oder das nicht, bin keine 5 € in der Stunde wert oder richte nur Schaden an.

Da stehen dann Unternehmensleiter das erste Mal vor einer Gruppe und teilen mit, was sie vermögen und was nicht. Sie erleben, sie werden nicht dafür abgelehnt, neues Vertrauen entsteht. Oft kommt die Aussage: „Über meine Schwächen, mein Unvermögen weiß ich nichts." Ich sage dann: „Erzähl mir mal, was die Schwächen deines Vorgesetzten oder deines Unternehmenspartners sind!" Da rattern sie dann die Begrenzungen des Anderen runter, gefolgt von der Frage: „Ja und was nützt mir das jetzt?" Gegenfrage: „Wer könnte etwas über dein Unvermögen wissen?" „Keine Ahnung?" „Na, deine Mitarbeiter, deine Lebenspartner." „Die wissen davon?" „So wie du von deinen Partnern und Vorgesetzten". „Du meinst, die kennen meinen Versagerteil und sind dennoch mit mir?" „Eindeutig, Ja!" „Dann war der ganze Stress umsonst?" „Ja." Daraus entsteht ein ganz neues Miteinander in Offenheit, der Krieg ist beendet.

In der Liebe, wie ist es da?

In der Liebe wie bei allen möglichen anderen Fähigkeiten und Lebensbereichen bedarf es der Fähigkeit des Lauschens, des Zuhörens, der Freude am Entdecken: Was ist es, was ich wirklich kann? In diesen Seminargruppen ist es für viele das erste Mal, dass sie vor einer Gruppe stehen und zugestehen, dass sie Unfähigkeiten haben. Aber wenn wir unser Menschsein anschauen: Wir können nicht in allen Bereichen super und perfekt sein. Wenn ich plötzlich der weltbeste Mechaniker, Autofahrer, Schuhmacher, Zimmerer usw. sein wollte, dann hätte ich ein ernsthaftes Problem. Es gibt bei jedem einen ganz bestimmten Bereich, wo er besonders gut, hervorragend sein und andere mit diesen Talenten beschenken kann. Aber wenn ich das in allen Bereichen tun will, kann das nur zum Versagen führen. Es ist wichtig in einem Team, dass der einzelne weiß und mitteilt, was er kann und was er nicht kann, auch was er jetzt lernen mag. Dann können Aufgaben sinnvoll verteilt werden. Ebenso ist es auch in der Familie und in der Liebesbeziehung: Darf ich meine Fähigkeiten und scheinbaren Unfähigkeiten haben und mitteilen? Darf ich damit sein? Und darf ich mir dann auch entsprechende Partnerschaften gönnen, in denen ich gefordert werde und damit lerne, mich weiter entfalte?

Eine junge Frau erzählte mir nach einem Seminar über ihre bisherigen Enttäuschungen mit Männern und dass sie nun genau schauen würde, wenn sie mit jemandem etwas anfängt. „Also, wohl eine ganz hübsche Liste von Fähigkeiten, wie?“ meinte ich schäkernd. „Aber steht denn da auch drauf: Ich suche einen Mann, der eine Stunde in mir verweilen kann?“ „Nein, das steht da nicht drauf. Gibt es denn solche Männer?" „Ja, die gibt's!" „Wünscht du dir so einen?" „Ja, alle Männer bisher hatten es eilig, ich war mir gar nicht bewusst, dass ich mir diese Langsamkeit wünsche, ja sie brauche."

Aber traue ich mich, das wahrzunehmen, mir das zuzugestehen, um dann meinen Weg weiterzugehen? Welche Qualifikation bringt der Partner mit und welche bringe ich mit? Da können wir uns gegenseitig ergänzen und damit spie len. Doch das ist in unserer Kultur relativ fremd. Wir bringen ein bestimmtes Aussehen mit, kennen die Form der Nase und die Haarfarbe. Aber was ist mit den inneren Qualitäten? Was ist mit dem, was ich in meinem Leben schon erforscht habe und wovon der Partner profitieren kann? Was mag ich jetzt lernen? So wechselt in einer Beziehung die Lehrer-Schüler-Rolle ständig und die Beziehung wird laufend „bereichert."

In einer meiner Partnerschaften sagte ich: „Ich liebe dich in deiner vollkommenen Unvollkommenheit!" Die Weggefährtin hat den Satz lange missverstanden. Sie meinte nach drei Monaten empört: „Dauernd wirfst du mir meine Unvollkommenheit vor." Wir untersuchten diesen Satz. Ich teilte mit: „Für mich ist deine scheinbare Unvollkommenheit ein Ausdruck deiner Vollkommenheit. Wir sind hier auf Erden, um zu lernen. Die scheinbar unvollkommenen Sachen sind unsere Lernaufgaben und sind genau deshalb Teil unserer Vollkommenheit. Lehnen wir unsere scheinbaren Unvollkommenheiten ab, dann sind wir dauernd vor ihnen auf der Flucht und stolpern jeden Tag drüber." Es wurde sichtbar: Nicht ich werfe ihr Unvollkommenheit vor, sondern sie sich selbst. Diese Erkenntnis wirkte lebensverändernd.

Die Gemeinschaft als Lebensmodell

Wie siehst du die Alternative zur etablierten Gemeinschaft von Menschen? Welche Bedeutung gibst du ihr?

Eine Zweier-Beziehung ist bereits eine Gemeinschaft. Und ja, ich sehe größere Gemeinschaften mit 30 bis 80 Personen. Jedoch, warum gibt es so viele Gemeinschaftsuchende und so wenig Gemeinschaften? Die meisten suchen unbewusst eine Gemeinschaft, die nach ihrer Vorstellung das Paradies ist, in dem sie mit ihren Themen und Mustern nicht in Kontakt kommen: eine Vermeidungsgemeinschaft. Tatsächlich kommen aber in einer Gemeinschaft alle Muster und Vermeidungsstrategien schneller ans Licht als bei einem einzigen Partner oder beim Alleinsein. Wenn ich auf den einen Partner projiziere, kann ich leicht sagen, es liegt an ihm. Wenn da zehn Leute sind, werden die Sachen deutlich. Will ich mich ihnen stellen? Dann bin ich tatsächlich im Paradies und die fehlerhaften Muster lösen sich. Will ich mich ihnen nicht stellen, bin ich in der Hölle.

Die Gemeinschaft ist ein Katalysator, Beschleuniger für meinen Befreiungsweg. Dafür ist sie großartig. Und sie kann gleichzeitig ein Zuhause sein, wo wir diese Kultur der Liebe, von der wir träumen, üben und praktizieren. Von da aus kann sie weiter wachsen. Wir werden immer fähiger, diese Qualität zu leben und zu teilen.

Das Alte zu zerstören, ist eine Sache. Das Neue aufzubauen, eine ganz andere. Ich finde das schön in dem Film „V-Vendetta“ dargestellt. Die Geliebte sagt zum Helden: „Wenn dieses faschistische System zerstört ist, wirst du eine neue Welt in Frieden aufbauen". Er gibt daraufhin offen zu: „Ich kenne niemanden, der ungeeigneter dafür wäre als ich. Ich bin ein Krieger, ich kann ein System zerstören. Doch eine neue Welt im Frieden aufzubauen, das gehört nicht zu meinen Fähigkeiten." Viele Revolutionäre sind gute Kämpfer, doch den Raum von Nähe und Liebe kennen sie womöglich nicht und werden dann die schlimmsten Diktatoren.

Die Gemeinschaft ist ein Lernweg. Wenn zehn Leute zusammenkommen und meinen, sie wüssten, wie die Gemeinschaft funktioniert, dann wird sie bestimmt nicht funktionieren. Aber wenn zehn Leute sagen: „Lasst uns erforschen, lasst uns schauen, lasst uns lernen, Gemeinschaft zu sein", dann mag daraus eine neue Welt erwachsen.

Würdest du sagen, dass Jonathan eine Gemeinschaft ist?

Menschen reden von Gemeinschaft und haben ganz spannende Abziehbilder, was das sein soll. Auf einer bestimmten und recht hohen Ebene ist Jonathan seit 26 Jahren eine Gemeinschaft. Eine Leistungsgemeinschaft – Qualität im Miteinander und im Ergebnis. In der Zeit unseres Naturkostgroßhandels waren wir eine der erfolgreichsten Gemeinschaften in Deutschland. Wir haben zusammen gelebt und gearbeitet, das Geld gehörte allen, es gab keinen Privatbesitz. Das ging über mehr als zehn Jahre. Dann haben wir unseren Großhandel an die Firma Rapunzel übergeben. Für jeden von uns war es Zeit, ein neues Kapitel aufzuschlagen. Jede Firma, jedes Projekt hat einen

Lebenszyklus. Es kann auf eine neue Ebene gehen, es kann aber auch sein, dass es seine Aufgabe erfüllt hat. So war es damals bei uns.

Dann kam das Thema Seminarhaus. Auf jeden Fall sind wir eine exzellente Leistungsgemeinschaft – ebenfalls seit 26 Jahren. Niemand hier macht einfach nur seinen Job, sondern ist tatsächlich verbunden mit dem, was hier geschieht. Wer kein „Ja" zu dieser Arbeit hat, wird es hier nicht aushalten. Durch die Seminare wabern schon starke Energien durchs Haus.

Und es gab immer wieder ganz unterschiedliche Arten, wie Menschen in diesem Haus zusammengelebt haben. Und es gibt noch Begrenzungen. Im Moment hat jeder sein eigenes Geld und seinen Lohn. Da stehen wir gerade vor einem neuen Schritt, mal schauen, dass er auch diesmal gelingt. Es ist einfacher, eine Gemeinschaft bei Null anzufangen als hier das Bestehende in etwas Neues mit grundlegend anderen Vereinbarungen zu wandeln. Es besteht ein erfolgreiches Modell mit Zusagen an unsere Trainer und Veranstalter. Wir haben Seminargruppen eine bestimmte Qualität versprochen bzw. garantiert. Diese Qualität ist Basis des Erfolges. Ohne diese Qualität und Exzellenz geht es schnell bergab. Ich stehe nach all meinen Erfahrungen mit dem Auf und Ab von Gemeinschaften für dieses Angebot von Qualität. Wer die Erfahrung einer neuen Gemeinschaft von Null an machen möchte, wunderbar. Hier geht es darum, das Bestehende zu würdigen und daraus zu schöpfen, um Neues entstehen zu lassen. Es braucht das Neue für die Zukunft. Eine spannende Übung.

Es besteht auch die Notwendigkeit, zu differenzieren. In unserem Falle heißt das folgendes: Da ist das Seminarhaus einerseits und andererseits die Gemeinschaft. Wer über das Leben in der Gemeinschaft hinaus auch im Seminar- und Hotelbereich arbeiten möchte, der muss sich dafür qualifizieren. Auch da braucht es ein Untersuchen: Was ist Anspruch und was Wirklichkeit? Es braucht das Erkennen, Anerkennen und Würdigen dessen, was ist. Ebenso das Erkennen, was die Zukunft braucht. Es braucht Wesen, die der Vision und damit auch der Qualität des Hauses dienen wollen und können. Für mich drückt sich Spiritualität darin aus: etwas Höherem dienen. 100 % zur Verfügung stehen, mich einlassen. Das fällt vielen schwer – diesen Schritt jedoch will die Welt von uns jetzt. Ich sehe viele Leute als spirituell, die sich selbst nie als solches bezeichnen würden. Es gibt aber auch viele, die nennen sich spirituell und sind es womöglich nicht.

Wie möchtest du dein Anliegen in deiner Rolle als Mensch, als Lehrer und Autor zusammenfassen?

Ich möchte dazu beitragen, dass immer mehr Wesen ihr selbstgebautes Gefängnis verlassen und ihren Platz auf Erden mit Freude, Kraft und in Liebe einnehmen. Dass sie ihre Ausrichtung erkennen und leben. Erkennen, was möglich ist und es leben. Das ist eine nicht endende Entdeckungsreise und gleichzeitig ein nach Hause kommen, ein Zuhause Sein. Die Trennung zwischen Begleiter und Begleitetem schmilzt dabei immer weiter. Wir sind miteinander auf dem Weg, auf der Entdeckungs- und Erforschungsreise im Sein.

Hier ist die Einladung – komm mit an Bord und lass uns das Sein in Liebe erforschen … und die Liebe leben. Danke.

Zum Autor

Charles Kunow über Charles Kunow

Zum Autor

Charles Kunow über Charles Kunow

Ich wurde 1954 in Koblenz geboren. Dort gefiel es mir nicht so besonders, meinem Vater auch nicht. Die Feuchtigkeit und das Schwere taten ihm nicht gut. So zogen wir nach Bayern um, als ich drei Monate war und zwar nach Hohenschäftlarn - ein kleines Stück südlich von München. So hatte ich die Freude, auf dem Lande aufzuwachsen mit Tieren, Wäldern, Wiesen, Weihern und mit Freiraum.

Die ersten 2 ½ Lebensjahre durfte ich es genießen, wohlwollend empfangen und geliebt zu sein. Als mein eigner Wille kam und ich begann, Sachen in Frage zu stellen, zu hinterfragen, Regeln verstehen zu wollen, da wurde es problematisch, vor allem mit meiner Mutter. Sie ließ nur ihr Richtig oder Falsch gelten. In dieser Enge gab es nur Unterwerfung oder Rebellion. Meine Schwester Monika wählte Unterwerfen, ich dagegen Rebellion und Ausbruch. Wäre meine Mutter so gewesen, wie ich es mir gewünscht hätte, wäre ich wohl ein lauwarmer Kerl geworden. Durch ihr so Sein wie sie war, erwuchsen Stärke, Klarheit und Kraft in mir. Mein Vater stand (fast) immer in Liebe und Vertrauen hinter und neben mir – auch wenn er meinen Weg nicht immer verstehen konnte. Er spürte, dass es richtig war und teilte dies mit. Bei ihm konnte ich den Konfliktvermeider als seinen Schatten sehen und dieses Erkennen und Erleben war wiederum ein Geschenk für mich.

Als aktives und neugieriges Kind wurde mir bald bewusst, dass ich den goldenen inneren Raum des zu Hause Seins nur mit wenigen Erwachsenen teilen durfte. Wenige verstanden und kannten ihn, manche wollten mich damit lächerlich machen und darauf herum trampeln. Sie hatten die eigene Verbindung verloren und Angst vor der Erinnerung. Ich bewahrte und pflegte diesen Raum in mir, diesen Raum des Zuhause Seins, des Vertrauens, des Getragen Seins. Ich habe es meinen Eltern leicht gemacht: ich war nicht schwer erziehbar, ich war unerziehbar und blieb meinem Weg treu. Mit 14 ½ Jahren verließ ich mein Elternhaus und fand Lehrer, die wirklich etwas zu teilen hatten. Kooperieren konnte und kann man mit mir immer gut, aber mich zu etwas zwingen, dessen Sinn ich nicht sehe, den niemand sieht, etwas nur zu tun, weil das angeblich so sein muss – das funktioniert bei mir nicht.

Seit 40 Jahren begleite ich Menschen auf ihrem Weg – in Einzelsitzungen, Trainings, Seminaren und Wüstenretreats. 1987 durfte ich das Jonathan Seminarhotel kreieren und seit nun bald 28 Jahren mitgestalten. 20 Jahre durfte ich Ballonfahrten durchführen und wohl fast 20.000 Menschen ins Himmelsmeer entführen. Immer habe ich geübt,

Himmel und Erde zu verbinden, das Erkannte zu praktizieren und zu leben. Mit 14 ½ in einer WG in München, ein halbes Jahr Amsterdam, Berlin, London und wieder München. 1970 habe ich einen der ersten Naturkostläden mit Teestube und makrobiotischem Essen mit gegründet. Sodann habe ich eine Spedition erfolgreich mit aufgebaut, vom Kleintransport bis zum Komplettumzug mit Funk in den Fahrzeugen, was damals ein revolutionäres Konzept war. Eine Kneipe in München durfte ich mit kreieren und war zwei Jahre lang in der Geschäftsführung. Sie war noch weitere acht Jahre ein der „In"-Kneipen. Dann begann 1976 der Naturkostgroßhandel C&S, bis 1987, in engem Zusammenwirken mit Rapunzel. Wir bauten Import- und Vertriebsstrukturen auf, förderten die Läden und die regionalen Großhändler. Den Bundesverband Naturkost initiierte ich maßgeblich mit, um die Qualität der biologischen Waren auf dem Handelsweg zu fördern und zu garantieren.

In diesem alternativen Bereich gab es viel Idealismus und wenig Know How, aus Angst vor Professionalität. Mir war aber klar: Spirit und Professionalität gehören zusammen. So begann ich mit Einzelbegleitungen, Seminaren und Trainings, initiierte und leitete Retreats. Ich wurde eingeladen, in Firmen Management-Trainings zu geben, eben weil ich das praktisch Gelebte verkörpere und nicht graue Theorien nachplappere.

Dass wir mehr sind, als der menschliche Körper, dass alles eins ist und darin Bewegung ist, war mir schon immer bewusst. Durch drei Todeserfahrungen hat sich dieses Wissen vertiefen dürfen. Ich brauchte lange, um zu verstehen und nachempfinden zu können, dass viele sich als getrennte Wesen erleben und der Brückenschlag zum Miteinander nicht aus diesem Bewusstsein des Getrenntseins gelingen kann. Es braucht das Erkennen, das Erwachen, das Bewusst-Sein. Dann öffnet sich die Ebene der Einheit. Da wartet Freude, Glück, Fülle.

Adressen

Seminarhotel Jonathan
Kellerstraße 5
D - 83339 Chieming Hart
Info: www.Jonathan-Seminarhotel.de

Seminare, Trainings, Wüstenretreats etc.
mit Charles Kunow:
Info: www.Zeit-fuer-Freiheit.de

1. Auflage 2014
Autor: Charles Kunow
Redaktion: Christian Salvesen
Lektorat: Martina Fuhrmann
Titelfoto: Axel Hebenstreit
Satz/Umschlaggestaltung: Dokuschmiede GmbH
Druck: Finidr, CZ 737 01 Český Těšín
Verlag: Jonathan GmbH
ISBN: 978-3-945805-00-8